# DES MORTS SUBITES

## CHEZ

# LES FEMMES ENCEINTES

## OU

# RÉCEMMENT ACCOUCHÉES.

CORBEIL, typographie et stéréotypie de CRÉTÉ.

# DES MORTS SUBITES

## CHEZ

# LES FEMMES ENCEINTES

OU

## RÉCEMMENT ACCOUCHÉES

PAR

## LE D<sup>r</sup> EUG. MOYNIER

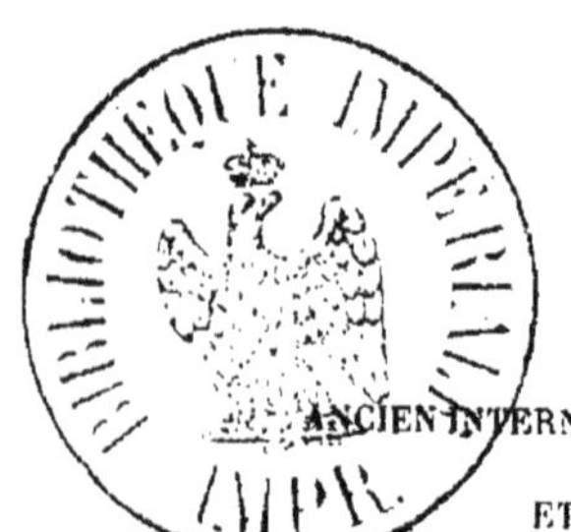

ANCIEN INTERNE DES HOPITAUX, MEMBRE DE LA SOCIÉTÉ ANATOMIQUE
ET DE LA SOCIÉTÉ MÉDICALE D'ÉMULATION.

---

MÉMOIRE AUQUEL L'ACADÉMIE IMPÉRIALE DE MÉDECINE A ACCORDÉ UNE MENTION
HONORABLE DANS LA SÉANCE DU 15 DÉCEMBRE 1857.

---

# PARIS

## LIBRAIRIE DE VICTOR MASSON

**Place de l'École de Médecine**

---

**1858**

DÉPOT LÉGAL
Seine & Oise
N° 
1858

# DES MORTS SUBITES



## CHEZ

# LES FEMMES ENCEINTES

## OU RÉCEMMENT ACCOUCHÉES

---

## INTRODUCTION

Cette question peut être étudiée à deux points de vue, soit qu'on admette toutes les causes de mort subite qui peuvent survenir chez les femmes en état puerpéral, soit qu'on ne tienne compte que des causes dépendantes de cet état. Je crois qu'adopter la seconde opinion, c'est restreindre beaucoup la question, qui d'ailleurs ne peut, dans l'état actuel de nos connaissances, offrir une grande précision. En effet, plus les travaux d'anatomie pathologique se multiplient, moins on trouve de causes de mort sous la dépendance spéciale et unique de l'état puerpéral. Il en est certainement qui, sous l'influence de cet état, se retrouvent plus souvent et semblent produites par une prédisposition due à la grossesse ou à l'accouchement; mais cette question de doctrine est si discutable, si peu résolue, si hypothétique, que j'ai adopté la première opinion et que je traiterai ici de toutes les causes de mort subite dont les exemples ont pu être vérifiés par des observations précises et dignes de foi.

## DIVISION DE L'OUVRAGE.

Sous ce titre nous comprendrons donc toutes les morts qui, survenant dans un temps très-court, presque toujours d'une manière imprévue, frappent la femme pendant l'état puerpéral.

L'état puerpéral ne sera pas restreint aux quelques jours qui suivent l'accouchement, mais comprendra tout le temps de la grossesse, de l'accouchement et de l'état puerpéral proprement dit.

La mort peut survenir de manières très-différentes, à la suite d'altérations très-nombreuses, de lésions très-diverses. Cependant on peut, je crois, établir trois groupes principaux, suivant que la mort est causée par une lésion de l'appareil circulatoire, respiratoire ou nerveux. Nous ajouterons, afin d'être aussi complet que possible, les cas de mort causée par une lésion du système musculaire ou de l'appareil digestif, mais nous ne ferons de ce deuxième ordre de faits qu'une sorte d'appendice, parce que le mécanisme suivant lequel la mort arrive est sous la dépendance d'un des trois grands ordres que nous avons établis.

Le tableau suivant indique l'ordre dans lequel nous étudierons chacune des lésions spéciales.

1° **Système circulatoire.**
- Hémorrhagies.
- Maladies du cœur.
- Maladies des gros vaisseaux.
- Formation d'un caillot dans le cœur.
- Formation de caillots dans l'artère pulmonaire.
- Syncope.
- Altération du sang.
- Présence de l'air dans le système circulatoire.
- Phlegmasia alba dolens.

2° **Système respiratoire.**
- Congestion pulmonaire.
- Apoplexie pulmonaire.
- Emphysème pulmonaire.
- Pleuro-pneumonie double.

3° **Système nerveux.**
- Apoplexie cérébrale.
- Apoplexie de la moelle épinière.
- Ébranlement ou épuisement nerveux.
- Impression morale vive.

Enfin nous étudierons certains états des liquides de l'économie, comme le diabète, et nous citerons en terminant la rupture de l'utérus, la rupture du diaphragme, certaines lésions de l'appareil digestif. Mais comme dans ces derniers cas la mort arrive soit par hémorrhagie, soit par épuisement nerveux, soit par asphyxie, nous ne les considérons que comme un appendice à l'étude générale de la question.

Voici l'ordre que nous suivrons dans l'examen de ces différents sujets : nous commencerons par détailler les observations, rapporter les faits, et quand nous aurons ainsi arrêté, posé les éléments du jugement, nous pourrons apprécier les circonstances qui prédisposent à ces redoutables accidents, rappeler les moyens d'en reconnaître l'imminence, et enfin indiquer les armes que l'hygiène ou la thérapeutique mettent en nos mains pour les prévenir ou les combattre.

# PREMIÈRE PARTIE

## MORTS SUBITES PAR SUITE DE LÉSIONS DU SYSTÈME CIRCULATOIRE.

---

## CHAPITRE PREMIER

### HÉMORRHAGIES.

#### 1ʳᵉ Observation.

*Rupture d'une varice. Mort pendant le travail.* — Une femme d'une forte constitution, âgée de 41 ans, mère de quatre enfants, qu'elle avait mis au monde toujours à la suite d'un travail difficile, était arrivée au terme de sa cinquième grossesse. Elle fut prise, le 27 août 1847, à huit heures du soir, des douleurs de l'accouchement; à midi, la poche des eaux se rompit, et après l'écoulement abondant des eaux de l'amnios, les douleurs cessèrent de se faire sentir. Au bout d'un quart d'heure, il survint une violente douleur et la femme fut placée aussitôt sur le lit de travail. Elle se plaignit alors de la force et de la durée de la douleur; la sage-femme remarqua en même temps sur la grande lèvre gauche une tumeur de couleur bleue, plus volumineuse que la tête d'un enfant; tout le travail s'arrêta et la femme fut reportée sur son lit. Je fus alors mandé pour lui porter du secours; mais malheureusement cette tumeur se rompit tout à coup et avec éclat, et du sang noir s'écoula avec une telle abondance que la femme fut prise de légères convulsions et succomba cinq ou six minutes après. J'arrivai une demi-heure après la mort. La tête de l'enfant s'offrait dans la première position et était arrêtée dans l'excavation. Je m'empressai d'appliquer le forceps et j'éprouvai de la difficulté à terminer l'accouchement. L'enfant était bien développé et à terme; mais il était mort exsangue. Le placenta adhérait assez fortement à la matrice. La cavité externe de cet organe ne contenait aucune goutte de sang. Dans l'examen que nous fîmes avec soin, nous découvrîmes que la grande lèvre gauche était le siége d'une tumeur du volume d'un œuf, œdémateuse vers sa base, et que, à son côté interne et près du bord extérieur, il existait une déchirure d'un pouce et demi de longueur, à travers laquelle les doigts arrivaient dans une vaste poche contenant encore une cuillerée de sang, et formée par le tissu cellulaire voisin à la suite de la rupture de la varice. On distinguait aussi sur la lèvre droite, et à la partie interne des cuisses, des tumeurs variqueuses que le sang devait dilater suivant les circonstances. Le bassin, à son entrée et dans l'excavation, était régulièrement conformé. Le détroit périnéal était seulement rétréci par la courbure du coccyx qui, par son immobilité, ne pouvait prêter à l'agrandissement de cette ouverture de sortie.

(ELSASSER, Archives, 1834.)

### 2<sup>e</sup> Observation.

*Hémorrhagie à la suite de la rupture d'une varice. Mort pendant le travail.* — Ce fait a été observé par le professeur Riecke, qui le rapporte ainsi : La sage-femme qui

assistait à l'accouchement n'avait point porté son attention sur une tumeur qui s'était développée dans la grande
lèvre droite pendant un travail de vingt heures, et n'avait
point remarqué que l'écoulement sanguin qui s'était dé-
claré provenait de cette tumeur. Aussi se contenta-t-elle,
pour combattre l'accident, d'appliquer des compresses
froides sur le bas-ventre. Un quart d'heure après, la femme
avait cessé de vivre. Le docteur Riecke arriva deux heures
après la mort ; il rencontra à la grande lèvre droite une
déchirure longue de deux pouces, qui conduisait dans
une cavité d'une étendue de quatre pouces environ, se
dirigeant sous l'os pubis et au côté externe de la branche
ascendante, et au fond de laquelle s'ouvrait largement la
varice. Riecke fut obligé de repousser la tête du fœtus, de
faire la version, et, après cette opération, d'appliquer le
forceps pour terminer l'accouchement. Le fœtus était
mort ; son développement était complet. L'ossification
avait envahi les fontanelles et les avait réduites à de petites dimensions. La femme, âgée de 40 ans, avait le
bassin fort rétréci, et avait eu, à cause de ce vice de
conformation, des accouchements toujours laborieux et
avant terme.                               (*Archives*, 1834.)

### 3ᵉ **Observation**.

*Rupture d'une varice. Mort pendant le travail.* — Ébert
fut appelé, le 29 novembre 1832, auprès d'une femme en
travail. A son arrivée, il apprit qu'elle venait de mourir.
Elle lui parut d'une forte constitution, mais elle était
d'une petite taille. Elle était âgée de 34 ans, et au terme
de sa huitième grossesse, pendant laquelle elle s'était toujours bien portée. Les douleurs de l'accouchement s'étaient

montrées à onze heures du matin. La sage-femme, appelée aussitôt, trouva la tête s'engageant la première. La poche des eaux n'était pas encore rompue. Les contractions se succédaient régulièrement; mais au milieu du travail, il s'écoula une grande quantité de liquide. La sage-femme crut que c'étaient les eaux de l'amnios qui s'échappaient; mais à la pâleur et à la faiblesse de la malade, elle se douta du danger. La femme fut remise sur son lit; une demi-heure après elle rendit le dernier soupir. Le cadavre offrait un aspect exsangue, et le visage était couleur de cire. Il existait à la grande lèvre droite une tumeur bleuâtre, avec trois ouvertures, à travers lesquelles les doigts arrivaient dans une vaste cavité qui contenait du sang noir coagulé. On remarquait aussi sur la grande lèvre du côté gauche et sur les membres inférieurs de petites tumeurs variqueuses. La tête du fœtus se présentait dans le détroit abdominal; la version fut facile. Le fœtus, du sexe masculin, était mort exsangue. Le bassin avait sa conformation normale. Le délivre adhérait faiblement à la matrice.     (ÉBERT, *Archives*, 1834.)

**1ᵉ Observation.**

*Rupture d'une varice. Hémorrhagie. Mort pendant le travail.* — Le 17 septembre 1819, le professeur Riecke fut appelé auprès d'une femme âgée de 46 ans, arrivée au terme de sa neuvième grossesse. Les douleurs de l'enfantement commencèrent le 26 au matin. Elles prirent plus d'activité, et la tête s'avança dans l'excavation. A quatre heures, une perte se déclara; elle resta modérée; mais comme la femme se sentait très-faible, on l'envoya chercher à trois heures et demie; à peine le messager fut-il parti, que la femme expira. Il arriva à quatre heures trois quarts. Riecke trouva la tête dans le détroit inférieur et termina l'accouchement avec le forceps. L'enfant, arrivé mort, était très-développé; sa tête avait été fortement comprimée dans l'excavation pelvienne. Riecke fit l'extraction du placenta et découvrit, en portant la main dans le vagin, tout près du col de la matrice et sur le côté du canal, une tumeur variqueuse rompue. Sa cavité était de deux pouces de longueur et d'un pouce et demi de largeur, communiquant dans le vagin par une ouverture d'un pouce de dimension. La peau de l'enfant était toute couverte de sang. Tous les signes de la mort à la suite d'hémorrhagie étaient réunis chez cette femme. L'hémorrhagie avait duré huit heures; pendant ce temps la tête avait comprimé la varice, et cette compression avait été assez forte pour modérer la perte. Si la tête se fût avancée rapidement, la femme aurait bien été affaiblie par l'écoulement; mais par un traitement convenable on ne doit pas douter qu'on ne lui eût conservé la vie.   (*Archives,* 1834.)

### 5<sup>e</sup> Observation.

*Rupture d'une tumeur variqueuse du vagin, et mort pendant le travail.* — Une femme, rapporte le docteur Stendel, âgée d'environ 30 ans, dont les grossesses et les couches antérieures n'avaient rien présenté d'extraordinaire, remarqua à la fin de sa troisième grossesse une tumeur molle sortant du vagin. La sage-femme fut appelée et recommanda une saignée qui produisit du soulagement. La tumeur continua de grossir; d'ailleurs la femme se portait bien et ne se plaignait jamais de douleurs. Durant le travail, au moment où la tête plongeait dans l'excavation, la tumeur se rompit et laissa tout à coup s'échapper six à sept livres de sang. La malade s'évanouit aussitôt, devint froide aux extrémités et resta sans connaissance. Je fus mandé sur-le-champ et me rendis auprès d'elle, accompagné d'un autre médecin. Tous nos efforts pour la faire revivre furent sans succès; la tumeur était vidée, la cavité pouvait contenir le poing. Nous nous empressâmes d'appliquer le forceps, mais comme il glissait toujours, la version fut pratiquée. L'enfant était mort. (STENDEL, *Medizinisches Correspondenz Blatt*, Jan. 1834.)

### 6<sup>e</sup> Observation.

*Hémorrhagie mortelle après l'accouchement et due à des déchirures des parties externes de la génération.* — Une femme, âgée de 32 ans, d'une constitution faible et lymphatique, enceinte pour la troisième fois, fut prise, le 14 novembre 1830, à dix heures du soir, des douleurs de l'enfantement ; son accouchement fût confié à une sage-femme. Le 13, à trois heures du matin, elle accoucha d'un fœtus à terme. Bientôt on reconnut dans l'utérus la présence d'un second fœtus, dont l'expulsion n'eut lieu qu'à huit heures du matin. Le premier enfant naquit vivant; le second vint mort. L'accouchement et l'expulsion des placentas n'offrirent rien d'extraordinaire. Peu de temps après, la femme éprouva des douleurs vives dans les régions ombilicale et lombaire ; elle eut plusieurs syncopes. L'apparition de ces accidents fit craindre une hémorrhagie interne, puisqu'il ne s'écoulait pas de sang au dehors. La main fut introduite dans les parties et quelques caillots de sang coagulé furent extraits de l'entrée du col. La femme fut couchée sans apparence de la moindre perte, puisque l'utérus était parfaitement revenu sur lui-même. Deux heures après environ, les accidents reparurent avec plus d'intensité : défaillances, syncopes, etc.; c'est alors que la sage-femme, effrayée, fit appeler M. Flaubert, chirurgien en chef de l'Hôtel-Dieu de Rouen, qui, après s'être assuré de la non-existence d'une hémorrhagie interne, observa de larges déchirures dans les parties génitales externes qui étaient un peu infiltrées; le sang s'en écoulait en nappes et en très-petite quantité, puisque la perte n'en fut évaluée qu'à quatre onces. Le tampon, comme la circonstance l'indiquait, fut appliqué et s'opposa à l'hémorrhagie. Tous les soins furent prodigués à la femme, ce qui ne l'empêcha pas de succomber à onze heures du matin.

*Autopsie.* — Tout l'extérieur du corps, sa pâleur extrême, annonçaient bien que cette femme avait succombé à l'épuisement. En effet, aucune lésion du côté du cerveau, ni de la poitrine; rien non plus du côté de l'abdomen ; seulement les vaisseaux contenaient fort peu de sang. On trouva de larges déchirures dans toute la circonférence des parties externes, et surtout vers la partie supérieure et interne de la grande lèvre du côté gauche et vers le périnée. L'utérus et ses dépendances n'ont rien présenté d'anormal.

(Quesnel, *Dissertation sur les hémorrhagies utérines,* Paris, 1633; *Archives,* 1834.)


### 7ᵉ Observation.


*Thrombus de la vulve pendant l'accouchement; rupture; hémorrhagie. Mort.* — Le 21 octobre 1849, M. de Jumné fut appelé auprès d'une femme en travail, mère de six enfants, anémique, affectée de profonds chagrins, et plongée dans un état lipothymique presque continu ; les membranes étaient rompues, l'utérus contracté, les grandes lèvres formaient deux énormes tumeurs variqueuses ; il y avait présentation de l'épaule gauche avec issue du bras. M. de Jumné introduisit la main pour faire la version ; au moment où il tenait un des pieds, il se forma instantanément un thrombus du volume d'une tête d'enfant dans la grande lèvre gauche ; bientôt il se déchira et laissa écouler environ deux pintes de sang. M. de Jumné ramena le pied en dehors, le fixa par un lacs et tamponna le thrombus déchiré. Au bout d'une demi-heure, tout allant bien, il tenta l'extraction de l'enfant; mais la tête resta engagée dans l'excavation. Pendant qu'on cherchait le forceps, la femme expira dans une syncope.     (*Revue médico-chirurgicale*, t. VII, p. 114.)

### 8ᵉ **Observation.**

*Hémorrhagie mortelle aussitôt après l'expulsion de l'enfant.* — Le 19 janvier 1854, M. le professeur Dubois a été témoin d'une mort subite à la suite d'une hémorrhagie foudroyante. L'accouchement avait été normal : M. Dubois donne ses soins à l'enfant, revient près de la mère et la trouve en proie à une syncope presque immédiatement suivie de mort. Le sang sortait à flots des parties génitales.

### 9ᵉ **Observation.**

*Hémorrhagie mortelle peu de temps après la délivrance.* — Chez une femme, déjà mère de cinq enfants, à la suite d'un travail ayant duré trois fois vingt-quatre heures, il se produisit un grand affaiblissement, l'accouchement fut terminé par le forceps; l'utérus ne revint pas sur lui-même et il s'écoula une petite quantité de sang qui parut soulager la malade; mais vingt minutes après elle se plaignit et s'agita, on comprima de nouveau l'utérus, et quelques caillots furent encore expulsés; une prostration et une agitation extrême survinrent bientôt et enlevèrent la malade au bout d'une heure et demie, malgré l'emploi des stimulants. (*Union médicale,* 1853.)

### 10<sup>e</sup> Observation.

*Hémorrhagie mortelle peu de temps après la délivrance.*— Ursule A..., âgée de 32 ans, habituellement bien portante, était enceinte pour la quatrième fois. Elle fut amenée à l'hospice le 17 messidor an X à huit heures du matin, ressentant depuis quelques heures de faibles douleurs.

L'orifice, dilaté d'environ quinze lignes, permettait de sentir une poche membraneuse assez tendue; le fœtus était très-mobile et paraissait présenter la tête encore très-haute. La dilatation s'opéra lentement; la poche membraneuse descendit jusqu'à la vulve, quoique la tête du fœtus restât au détroit supérieur. Les membranes s'ouvrirent enfin et livrèrent passage à une grande quantité d'eau. La tête franchit brusquement l'orifice et un instant après sortit de la vulve, la délivrance s'opéra avec la même facilité. Beaucoup d'eau s'était écoulée encore après la sortie de l'enfant, qui pesait huit livres, l'utérus revint un instant sur lui-même; mais il se ramollit aussitôt après, tomba dans une inertie complète et fournit un écoulement d'abord peu considérable, mais dont l'augmentation graduelle donna lieu à des faiblesses répétées. Les secours qu'on administra n'empêchèrent pas une syncope mortelle qui fut précédée de quelques mouvements convulsifs de la face : la mort survint une heure après la délivrance.

(*Mémoires de madame Lachapelle*, Paris, 1821.)

### 11ᵉ Observation.

*Délivrance tardive; putrescence du placenta; hémorrhagie. Mort.* — Le 14 février 1835, je fus appelé, dit M. le docteur Besnier, vers les cinq heures du soir, auprès d'une femme de la commune d'Andel, qui venait d'avoir une perte à la suite d'un accouchement. Arrivé près de cette femme, je suis tout d'abord frappé d'une odeur fétide extrêmement prononcée ; d'ailleurs la malade est abattue, pâle, exsangue. La physionomie exprime une vive anxiété, le pouls est petit, très-fréquent, se laisse facilement déprimer. Dès ce moment je soupçonnai la cause de l'hémorrhagie ainsi que de l'odeur putride dont l'appartement était pénétré, j'applique une main sur l'hypogastre et je trouve un corps dur, volumineux, qui n'est autre que la matrice. Je dois noter que soixante heures au moins s'étaient écoulées depuis l'accouchement, et qu'à dater de ce moment le sang n'avait cessé de couler abondamment. Cet examen fait, il ne reste presque plus de doute sur la cause de l'hémorrhagie. Le placenta devait être resté dans la matrice. La femme n'a probablement pas été délivrée. Aussi, malgré l'extrême faiblesse de la malade, qui d'ailleurs paraissait vouée à une mort certaine, si l'on ne pouvait parvenir à suspendre l'hémorrhagie, je me décidai à introduire la main dans le vagin, afin de l'explorer : je trouvai le col entr'ouvert et je sentis distinctement une portion fœtale du placenta qui s'y était logée. Que faire? devait-on se borner à soutenir les forces par des cordiaux et des analeptiques ou pratiquer aussitôt l'extraction de l'arrière-faix? Ce dernier parti parut le plus rationnel : en conséquence j'introduisis l'index et le médius de la main droite, entre la portion saillante du placenta et le col utérin; peu à peu je sentis la dilatation de l'orifice augmenter, et au bout de dix minutes environ je réussis à agrandir le col assez pour introduire ma main dans la matrice, d'où je parvins à extraire le placenta déjà putréfié; il y était resté en totalité. Après cette tentative heureuse que la femme avait supportée avec courage, je me livrais à l'espoir de la sauver; mais les forces étaient trop épuisées, et à peine un instant après elle expira.

Il semble certain qu'on aurait pu sauver cette malheureuse si on avait été appelé vingt-quatre heures plus tôt, alors qu'il restait encore du sang et des forces.

Il paraît que la sage-femme qui avait pratiqué cet accouchement affirmait avoir opéré la délivrance.

(BESNIER, Archives, avril 1836.)

### 12e Observation.

*Grossesse tubaire; plexus de veines variqueuses dans l'épaisseur du ligament large; rupture d'une de ces veines. Mort au bout de sept heures.* — Pierrette Vincent, âgée de 28 ans, éprouva une perte vers le commencement d'avril 1834; elle alla consulter un charlatan le 25 du même mois. Celui-ci lui donna des pilules d'extrait de ratanhia, ainsi que l'analyse l'a démontré. La perte a continué, et tout à coup, le 9 mai, cette femme ressentit à deux heures de l'après-midi des douleurs de ventre avec hoquet, syncope, vomissements, froid des extrémités, décoloration de la peau, en un mot, tous les symptômes d'une hémorrhagie interne. Ces accidents persistèrent malgré tous les moyens employés pour les combattre et la femme succomba le soir même à neuf heures.

La rapidité de cette mort, coïncidant avec l'administration des pilules vendues par un charlatan, ayant fait penser qu'une terminaison aussi promptement funeste pouvait avoir été déterminée par le médicament prescrit, je fus chargé par le procureur du roi, conjointement avec M. le docteur Bois de Loury de procéder à l'ouverture du cadavre, opération qui fut faite le lendemain 10, à six heures du soir.

*Autopsie.* — Décoloration générale de la peau, ventre énormément tuméfié, surtout dans la région hypogastrique qui fait une saillie conoïde très-prononcée. En incisant les parois abdominales, il s'écoule une quantité considérable de sang noir, liquide, encore tiède. Tous les intestins, distendus par des gaz, sont soulevés par une masse énorme de sang coagulé qui remplissait toute l'excavation du bassin, formant un caillot dense et noirâtre, encore chaud, du poids de quatre livres environ. Au-dessus de l'ovaire droit nous trouvâmes une tumeur ovoïde, longue de deux pouces et demi, d'un pouce et demi de diamètre, dirigée transversalement, de couleur brunâtre contenue dans la trompe de ce côté, qui était ainsi fort élargie. Du côté de son extrémité libre, c'est-à-dire du pavillon, cet orifice, complétement fermé, était remplacé par un petit prolongement conique qui semblait être formé par la réunion de toutes les dentelures du pavillon qui adhéraient entre elles. Du côté de l'utérus, le reste de la trompe, dont la longueur était d'un pouce environ, après s'être rétrécie progressivement, conservait le volume d'une plume ordinaire. Le conduit de cette trompe était libre et plus dilaté que celui de la trompe gauche.

Vers le milieu de la longueur de la tumeur qui vient d'être décrite et à travers l'épaisseur de son enveloppe séro-fibreuse, on remarquait dans l'étendue circulaire d'une pièce de cinquante centimes une teinte bleuâtre plus foncée, précédemment formée par un liquide coloré immédiatement sous-jacent dont on sentait très-bien la fluctuation. Je pratiquai une incision dans toute la longueur de la tumeur, et je mis ainsi à découvert une masse spongieuse, d'un brun rougeâtre, analogue au placenta par son aspect charnu, sa consistance et son aspect vasculaire. A peu près à la partie moyenne de cette masse spongieuse on remarquait une ampoule membraneuse, affaissée sur elle-même, formée par une lame excessivement mince, transparente, que soulevait un liquide rougeâtre et limpide. Au milieu de ce liquide nageait un petit corps blanchâtre. J'incisai avec précaution la lamelle membraneuse qui formait l'ampoule, et je reconnus très-manifestement dans le corps blanchâtre que contenait cette cavité, un embryon dont le développement était celui qu'on observe à quatre ou cinq semaines de conception. Je ne trouvai aucun vestige de vésicule ombilicale : le cordon était filiforme, sans renflement dans son trajet. Ainsi, la membrane que j'avais incisée n'était autre que l'amnios.

L'utérus n'offrait pas un développement correspondant à celui de l'œuf que renfermait la trompe ; le volume de son corps ne nous a pas paru plus considérable qu'il ne l'est dans l'état normal, mais le col était très-allongé, sa cavité plus ample, remplie d'un mucus rougeâtre. Les parois de cet organe avaient peu d'épaisseur, elles n'étaient pas injectées de sang ; elles étaient plutôt blanches, de même que celles de la cavité du corps utérin, qui ne contenait aucun vestige de membrane caduque.

Dans l'épaisseur du ligament large, commun à la trompe et à l'ovaire droits, existait un plexus veineux rempli de sang noir et coagulé; chaque rameau veineux, de la grosseur d'une plume à écrire, offrait dans son trajet plusieurs étranglements analogues à ceux qui correspondent à l'insertion des valvules. Ces veines communiquaient entre elles par de fréquentes et larges anastomoses; il y avait une véritable dilatation variqueuse des parois de ces canaux veineux. L'un d'eux était le siége d'une rupture qui avait donné lieu à l'hémorrhagie mortelle que l'autopsie nous avait fait constater; il n'existait rien de semblable dans le ligament large du côté opposé.

Le nombre et le volume des branches veineuses qui formaient ce plexus me portent à penser qu'il existait antérieurement à la grossesse tubaire. Mais le mouvement fluxionnaire du sang, devenu plus considérable dans les annexes de l'utérus dès le début de la grossesse extra-utérine, a sans doute contribué à produire une dilatation rapide de ces vaisseaux et à déterminer la rupture que nous avons observée. (OLLIVIER d'Angers, *Archives*, 1833.)

### 13e Observation.

*Hémorrhagie mortelle pendant la grossesse.* — Une femme, âgée de 30 ans, d'une forte constitution, enceinte de cinq mois, monta sur une charrette qui venait à la ville, distante de son domicile d'environ deux lieues. La violence des secousses et des cahots de la voiture lui causait de grandes douleurs surtout au côté droit de l'abdomen; à son arrivée à la ville, elle se mit aussitôt sur un lit pour se reposer. Mais bientôt il survint des faiblesses, des défaillances, des sueurs froides, et cette femme mourut tranquillement dans l'espace de trois heures. Les viscères des différentes cavités splanchniques étaient dans l'état naturel, si ce n'est que l'utérus était développé et contenait un fœtus d'environ cinq mois. Il y avait dans la partie profonde de l'abdomen du côté droit, sous le péritoine, une grande quantité de sang noir en partie fluide, en partie coagulé, qui était infiltré, ramassé en un foyer et formait une longue et large tumeur qui, de la fosse iliaque du côté droit, s'étendait jusqu'à la hauteur du rein et avait près de cinq pouces de largeur. La quantité de sang extravasé fut évaluée à plus de trois livres ; il provenait de la rupture d'une des veines qui sont toujours fort dilatées pendant la grossesse, surtout chez les femmes qui ont eu plusieurs enfants.

Les observations qui précèdent nous montrent donc que les hémorrhagies externes sont dues à plusieurs causes, que leur point de départ est variable, que la prédisposition est très-grande pendant la grossesse, et que cette prédisposition augmente à mesure que les grossesses se multiplient. Nous reviendrons sur cette proposition à propos des hémorrhagies internes.

La grande gêne dans la circulation veineuse des membres inférieurs apportée par le développement de l'utérus suffit pour expliquer la production des varices des jambes, des hémorrhoïdes, de l'état variqueux des grandes lèvres et du vagin. Pendant la grossesse et surtout pendant le travail, ces veines, extrêmement dilatées, peuvent se rompre et laisser épancher une plus ou moins grande quantité de sang : il en est de même des thrombus de la vulve et du vagin qui ne se rompent que vers l'époque de l'accouchement.

Le thrombus vulvaire reconnaît pour cause prédisposante les varices des parties sexuelles : le travail de l'enfantement favorise le développement de cet accident redoutable, car, au milieu des efforts musculaires auxquels la femme se livre, il y a gêne de la circulation, reflux du sang dans la tumeur variqueuse, où il sera encore retenu par la tête descendant dans le bassin. A ces causes prédisposantes, communes à toutes les femmes, il peut se joindre des particularités individuelles : ainsi l'étroitesse de la cavité pelvienne ou bien le volume considérable de la tête du fœtus.

Lorsque la grossesse tubaire détermine une hémorrhagie mortelle, c'est le plus souvent par suite de la rupture du kyste fœtal, dont les parois n'ayant qu'une extensibilité bornée ne peuvent suffire à l'ampliation de plus en plus grande que nécessite le développement du fœtus et de ses annexes.

L'hémorrhagie interne pendant la grossesse peut être aussi due à la dilatation variqueuse des vaisseaux des annexes de l'utérus, ainsi que dans les observations 12 et 13.

On connaît l'influence de l'état de gestation sur l'ampliation des vaisseaux de l'utérus et de ses annexes. D'autres faits prouvent que cette influence ne cesse pas aussitôt après la délivrance, que le développement acquis persiste et, sinon aussi considérable que pendant la grossesse, du moins assez pour devenir le point de départ d'accidents très-graves.

Leclerc (*Archives*, 1828) rapporte l'histoire d'une hémorrhagie devenue mortelle dans l'espace de trois heures, et due à l'ulcération d'un vaisseau variqueux situé dans l'épaisseur du ligament large, chez une jeune femme qui n'était pas enceinte, mais qui avait été mère. Nous trouvons aussi dans les Mémoires de la Sociéte médicale d'émulation le fait suivant :

### 14ᵉ Observation.

Une dame veuve, d'une constitution robuste, âgée de 29 ans, mère de deux enfants, jouissait habituellement d'une santé parfaite. A l'occasion d'un bal qu'elle donnait chez elle, elle se fatigua beaucoup en s'occupant des prépara- tifs. Elle avait commencé à danser quand elle éprouve une défaillance subite; on l'emporte hors de la salle, on la place sur son lit, une demi-heure après, elle avait cessé d'exister.

A l'autopsie, on trouva une couche large et épaisse de sang coagulé recouvrant tous les viscères de la cavité ab- dominale. Au-dessous d'elle, tous les organes du ventre étaient sains. On enleva avec soin le sang qui remplissait le petit bassin et l'on découvrit que le plexus veineux pampiniforme du côté droit était variqueux, et présentait une déchirure.

Dans ce cas comme dans le précédent, il n'exis- tait pas de grossesse, mais il y avait eu des cou- ches précédentes.

Madame Lachapelle a vu des veines de l'ovaire

devenues variqueuses se rompre pendant l'accouchement, et donner lieu à une hémorrhagie interne promptement mortelle. (*Pratique des accouchements*, t. III, p. 88.)

Enfin l'inertie de l'utérus favorise l'écoulement sanguin après l'accouchement, les sinus restant béants; en outre, l'utérus un peu revenu sur lui-même offre moins de résistance par suite de sa déplétion, et permet au sang de se répandre avec abondance dans les organes du bassin.

Le médecin doit reconnaître la perte ; à quoi la reconnaîtra-t-il ? Elle peut être *externe* ou *interne*.

Le diagnostic de la perte externe semble des plus simples; l'écoulement du sang à l'extérieur caractérise suffisamment la nature de l'accident.

Cependant il faut s'habituer à apprécier la quantité de sang qu'une femme doit perdre immédiatement après la délivrance, afin de ne pas prendre cet écoulement normal pour une perte; et d'un autre côté, pour ne pas rester dans une sécurité trompeuse en regardant une véritable perte comme un phénomène physiologique. Si, après le flot qui suit la délivrance, le sang continue à s'écouler encore avec abondance, si le pouls s'affaiblit, si la face pâlit, il n'est plus possible de méconnaître une véritable perte, et il est important d'y remédier promptement.

*Perte interne.* — Quand des caillots, obstruant

le col utérin ou le vagin mettent un obstacle à la sortie du sang, il s'accumule dans la cavité utérine qui se distend ; la femme pâlit, le pouls s'affaiblit, et une syncope survient. Il faut se tenir en garde contre quelques accidents qui pourraient déterminer les mêmes symptômes. Ainsi le développement de l'abdomen pourrait être déterminé par celui de la vessie remplie d'urine, et la faiblesse du pouls, la pâleur, la syncope peuvent dépendre aussi de la rapidité avec laquelle le sang abandonne la tête pour se porter en masse dans le bas-ventre. Le toucher et la palpation éclaireront sur la véritable cause de ces accidents.

On doit surveiller avec soin la nouvelle accouchée, lui demander si elle ne sent pas que le sang coule avec abondance et constater l'état du pouls ; à la plus légère crainte, vérifier si les linges qu'on a fait placer à dessein sous la malade ne sont pas trop trempés de sang, et s'ils ne l'ont pas été dans un court espace de temps. L'état de l'utérus devra être aussi l'objet de l'attention toute particulière de l'accoucheur. A l'aide de la main appliquée sur l'hypogastre, on devra s'assurer si l'organe est globuleux, résistant, peu développé, et si, au contraire, il est plus volumineux qu'il ne doit l'être.

Lorsqu'on prévoit un travail trop prompt à la suite duquel l'utérus sera dans un véritable état de stupeur, M. Dubois conseille d'administrer quelques minutes avant la fin du travail du seigle ergoté. Celui-ci n'étant absorbé qu'au bout d'un certain temps agira au moment opportun, c'est-à-dire après la sortie du fœtus, pour déterminer dans le tissu utérin une rétraction qui sera le moyen préventif le plus salutaire contre l'hémorrhagie.

On doit avoir en même temps la précaution d'enlever les oreillers et de mettre sous le siége de la femme un coussin qui fasse du corps un double plan incliné, dont le bassin formerait la partie la plus élevée.

Nous avons dit que les thrombus ne se manifestaient que vers le moment de l'accouchement. Ils sont annoncés par une douleur vive ressentie dans la partie qui en est le siége; cette partie se tuméfie et prend un volume quelquefois très-considérable. Les tissus sont violacés, tendus; on sent une fluctuation évidente, souvent ils se rompent et produisent une hémorrhagie qui peut, ainsi que nous l'avons vu, devenir mortelle; quelquefois ils se terminent par résolution.

Au moment du travail, si la tumeur met obstacle à l'accouchement, il faudra donner issue au sang par une incision et pour cela attendre que la tête soit engagée sur la tumeur afin qu'elle puisse la comprimer en s'engageant de plus en plus. Sans cette précaution, l'incision produirait une hémorrhagie peut-être mortelle.

Si la tumeur se rompt et que la tête ne soit pas encore engagée, il faut exercer la compression sur le lieu d'où s'échappe le sang jusqu'au moment où la tête vient fermer l'ouverture de la tumeur. Mais l'indication la plus pressante est de terminer promptement l'accouchement, lorsque la tête peut être saisie par le forceps. L'observation suivante prouve la vérité de ce précepte.

### 15e Observation.

S..., âgée de 39 ans, fit appeler le professeur Riecke le 19 février 1815; elle était en travail de son cinquième enfant. Il apprit de la sage-femme que la tête du fœtus était à l'entrée du bassin et que la face était portée en avant. Elle ajouta qu'elle avait rencontré en explorant le vagin quelque chose d'extraordinaire dont la nature lui était inconnue. En examinant à mon tour, dit M. Riecke, je reconnus que le rapport de la sage-femme sur la situation du fœtus était exact. En portant le doigt à droite et en haut dans le vagin, je découvris une tumeur large d'un demi-pouce et longue d'un pouce, ayant la forme d'une poche et se terminant en une pointe ovalaire; elle était élastique et diminuait par une compression graduellement faite; elle s'effaçait à une pression longtemps maintenue pour revenir peu à peu lorsque la pression cessait. Comme la tête pouvait être saisie par le forceps, je comprimai la tumeur avec la main gauche et je maintins cette compression dans l'introduction des branches du forceps pour empêcher que la tumeur ne s'engageât à travers la branche gauche; l'enfant fut promptement amené au dehors. Après l'accouchement, la tumeur reparut, mais elle était flasque ; six jours après je n'en découvris plus trace. (*Archives,* 1834.)

Si la tumeur se manifeste après l'accouchement, si elle est peu considérable, on devra tenter la résolution du sang épanché. Si elle est volumineuse, si les tissus sont amincis, menacés de gangrène, on devra inciser légèrement, évacuer les caillots et le sang contenu dans la tumeur ; si l'hémorrhagie survient après l'incision, tamponner et employer les différents moyens hémostatiques.

Dans le traité d'accouchement de Carus, on trouve une observation de cette espèce où le tamponnement fut d'un grand secours.

Le professeur Riecke rapporte un cas du même genre.

### 16e Observation.

Je fus appelé, dit-il, auprès d'une femme qui était toujours accouchée avec facilité. A mon arrivée, j'appris du médecin et de la sage-femme qu'elle était accoucheé sans peine, mais qu'à la sortie de la tête il parut, dans les parties, tout près du clitoris, une tumeur variqueuse qui, en se déchirant, donna lieu à une violente hémorrhagie qui faillit la faire périr. J'appliquai des compresses froides, et sous cette médication, le sang cessa de couler. Je ne fis pas de recherches pour mieux apprécier la déchirure de la varice ; je devais craindre de renouveler la perte. Une potion composée d'une teinture de cannelle et des sinapismes ranimèrent la malade et la rendirent à la santé. (*Archives,* 1834.)

# CHAPITRE II.



## 17e Observation.

*Rétrécissement auriculo-ventriculaire. Mort subite aus-
sitôt après l'expulsion de l'enfant.* — M. Dubois assista à
l'autopsie d'une femme de 28 ans, morte subitement après
être accouchée de son quatrième enfant. Elle éprouvait
depuis trois ou quatre ans des palpitations violentes, et le
plus léger exercice, surtout l'action de monter même
lentement un escalier, l'essoufflait beaucoup ; elle toussait
constamment et crachait de temps en temps un peu de
sang. Le travail avait été facile et prompt ; elle ne paraissait pas fatiguée et s'informa du sexe de son enfant.

Pendant que l'accoucheur liait le cordon, il s'aperçut
de quelques légers mouvements convulsifs, mais il eut à
peine le temps d'accourir auprès d'elle qu'il la trouva
morte. L'utérus était fortement contracté ; les viscères
abdominaux étaient sains ; les poumons sains, mais gorgés
de sang ; le cœur était petit et très-flasque ; la valvule
mitrale très-épaisse, et l'ouverture auriculo-ventriculaire
pouvait à peine admettre l'extrémité du doigt ; il y avait
à peine cinq onces de sérosité dans la poitrine.

(RHAMSBOTHAM.)

### 18ᵉ Observation.

*Double épanchement pleurétique ; hypertrophie du cœur. Mort subite pendant le travail de l'accouchement.* — Je fus requis, dit Rhamsbotham, pour assister à l'autopsie d'une femme âgée de 40 ans, qui était morte subitement pendant le travail ; elle avait déjà trois enfants ; elle avait eu depuis sept ans la respiration très-gênée et toussait habituellement ; la dyspnée et la toux avaient augmenté depuis peu, et les crachats offraient parfois quelques stries sanguinolentes. Quelques heures après la rupture des membranes, et pendant une douleur, étant appuyée d'une main sur le bord du lit et de l'autre sur le bras d'une garde, elle tomba morte sans pousser un cri.

A l'autopsie, on trouva à peu près trois pintes de sérosité dans les deux plèvres ; les poumons, sauf la compression qu'ils avaient subie, étaient sains ; le péricarde contenait aussi une quantité considérable de sérosité. Le cœur était volumineux.

(RHAMSBOTHAM, *Observ. méd.-chirurg.*)

### 19ᵉ Observation.

*Hypertrophie du cœur ; rétrécissement aortique. Mort subite peu de temps après la délivrance.* — En 1845, M. Mac-Cower fut appelé auprès d'Anne Backer, âgée de 21 ans, et enceinte de son premier enfant ; c'étaient seulement de fausses douleurs qui cédèrent à un traitement approprié. Le 19....., elle présenta des symptômes de pleuro-pneumonie du côté gauche, pour laquelle on lui pratiqua une saignée de dix onces ; on lui retira en outre quatre onces de sang par les ventouses. Le 20, à trois heures du matin, le travail s'établit et marcha naturellement jusqu'à neuf heures du matin, qu'elle accoucha d'un enfant mort-né et mourut immédiatement après.

A l'autopsie, on constata un œdème général, de la sérosité brunâtre dans le péricarde, le cœur fortement augmenté de volume, le ventricule droit très-mince et dilaté; un rétrécissement de l'orifice aortique pouvant à peine admettre l'extrémité du petit doigt, et dont les valvules était dures et cartilagineuses; tout le cœur rempli de sang coagulé, les plèvres fortement adhérentes, et la plus grande partie du poumon hépatisée; l'utérus et les autres organes paraissaient sains.

(MAC-CLINTOCK, *Union médicale*, 1853.)

## 20ᵉ Observation.

*Dégénérescence graisseuse du cœur. Mort subite, le douzième jour après l'accouchement.* — Une dame de 40 ans accoucha le 19 janvier; sa convalescence était complète le douzième jour, lorsque deux jours après, en descendant de son lit, elle s'écria que quelque chose s'était rompu dans sa poitrine et mourut en vingt minutes. Le ventricule droit s'était rompu; le cœur était graisseux.

(MAC-CLINTOCK, *Union médicale*, 1853.)

## 21ᵉ Observation.

*Présence d'un polype dans le cœur.* — Mᵐᵉ F..... était accouchée heureusement; son mari qui était absent revint près d'elle, et quatre jours après, la voyant en bonne santé, il se disposait à repartir, lorsque tout à coup Mᵐᵉ F..... se trouva mal et mourut tout d'un coup. L'autopsie fut faite le lendemain ; le ventricule droit du cœur avait un de ces corps étrangers nommés *polypes*, si gros, qu'il empêchait le sang d'y entrer.

(DIONIS, *Dissertations sur les morts subites.*)

### 22e Observation.

*Rupture d'un kyste hydatique.* — M. Depaul a vu une jeune femme accouchée trois jours auparavant, fraîche et bien portante, mourir subitement. A l'autopsie, il trouva un kyste hydatique de la cloison inter-auriculaire qui venait de se rompre.

### 23e Observation.

*Dégénérescence du cœur. Mort subite au vingt et unième jour après l'accouchement.* — M. Danyau donnait ses soins à la femme d'un notaire. Cette dame jouissait d'une excellente santé ; son accouchement fut simple et les suites naturelles. Au vingtième jour, M. Danyau la visita vers onze heures du matin ; elle était tourmentée pour deux choses : elle avait reconnu qu'elle présentait un écartement de la ligne blanche, et l'autre cause de son chagrin était puisée dans l'intérêt qu'elle portait à sa belle-mère, dont la santé laissait concevoir des inquiétudes. M. Danyau la quitta un peu tranquillisée et se disposant à déjeuner. Peu d'instants après, elle passa dans une chambre voisine, et tout à coup elle se plaignit d'étouffer et, s'affaissant sur elle-même, elle mourut.

L'autopsie fut faite : on ne trouva pas d'air dans les veines ni dans le cœur ; le seul fait qu'on nota, après avoir interrogé avec soin tous les organes, fut un peu de vascularisation du péricarde et la présence d'une cuillerée de sérosité limpide dans cette cavité. Cette dame, ajoute M. Danyau, était d'un remarquable embonpoint, faisait peu d'exercice, et sous l'influence de la marche éprouvait un peu d'oppression. Enfin le cœur était un peu grais-seux.                              (*Union médicale*, 1852.)

### 24e Observation.

*Hypertrophie du cœur. Mort subite pendant la grossesse.* — Au mois de juin dernier, je donnais des soins à une dame, enceinte de sept mois et demi, affectée en même temps d'une dilatation considérable du cœur, compli-quée elle-même d'une légère inflammation du péricarde et d'un épanchement peu abondant de sérosité dans la cavité de cette membrane ; le tout accompagné d'un état général chlorotique très-prononcé. Cette dame, dont les extrémités étaient fortement infiltrées, qui ne pouvait depuis deux mois sortir de sa chambre et souvent de son lit, à cause des douleurs qu'elle éprouvait au cœur et de la difficulté qu'elle avait de respirer ; qui prenait à peine, pour nourriture, une cuillerée de bouillon ou de gelée de viande, que le plus souvent elle rejetait de suite par les vomissements ; cette dame, dis-je, mourut presque su-bitement à la suite d'une légère émotion.

(DESPAUX-ADER, *Compte rendu des travaux de la Société médicale du Ier arrondissement en* 1853.)

On trouve dans les annales de l'art un grand nombre de morts subites dans lesquelles les seules altérations matérielles auxquelles on puisse ratta-cher la terminaison funeste consistent en des lé-sions plus ou moins profondes des diverses parties constituantes du cœur et des gros vaisseaux sans aucune espèce de rupture; et même, si on recherche les conditions qui prédisposent aux congestions pulmonaires et cérébrales ou qui les produisent dans certaines circonstances, on reconnaîtra dans un grand nombre de cas que les congestions ont été préparées par des maladies antérieures, souvent latentes, de l'appareil circulatoire.

Les maladies du cœur peuvent tuer par rupture ou sans rupture, et dans le premier cas avec ou sans hémorrhagie. On peut être étonné de voir cette association d'idées : rupture du cœur sans hémorrhagie, cela veut dire que l'hémorrhagie n'est pas suffisante pour tuer ; ainsi, quand une rupture du cœur ou des gros vaisseaux, à leur origine, se produit, la structure fibreuse du péricarde oppose des limites étroites à l'accumulation du sang dans sa cavité.

Mais il se produit une syncope, et l'arrêt momentané apporté aux contractions du cœur devient définitif par la coagulation du sang qui s'est épanché autour de cet organe. Ou bien cette hémorrhagie qui se fait assez lentement dans le péricarde apporte une gêne de plus en plus considérable aux mouvements du cœur, et c'est par suite de cette gêne que les mouvements du cœur se ralentissent d'abord, et cessent ensuite définitivement.

C'est ainsi que, dans le médiastin, certains épanchements sont trop peu considérables pour faire mourir par perte de sang ; mais leur influence sur les fonctions respiratoires est telle qu'ils en suspendent brusquement l'accomplissement.

Les ruptures des appareils valvulaires placés au point de communication des cavités cardiaques déterminent toujours, au moment de leur production, un ensemble de symptômes graves qui rappelle les accès de suffocation de l'angine de poitrine, et qui peut être suivi de syncope.

Ainsi la perte du sang peut souvent être assez peu considérable et assez insignifiante comme cause de mort; son caractère est d'être assez brusque pour occasionner une syncope, et l'accumulation du sang s'opérant dans un endroit fermé, au voisinage d'un des principaux agents de la circulation, l'obstacle qui résulte de la présence du sang agit mécaniquement sur les organes dont il empêche le fonctionnement. Dans le cas où la rupture n'est pas suivie d'hémorrhagie, c'est l'ébranlement résultant de la rupture, ce sont les changements brusques apportés aux conditions normales de la circulation qui entraînent la suspension définitive des battements du cœur, la syncope mortelle.

*L'hypertrophie du cœur* n'ajoute pas à la facilité des contractions musculaires du cœur, mais à leur énergie (Aran).

Dans les hypertrophies, les phénomènes actifs

du cœur s'accomplissent avec une certaine lenteur, et, comme Hope l'a très-bien dit, d'une manière progressive (Aran).

Nous verrons que la maladie des valvules qui s'accompagne de l'hypertrophie la plus considérable est l'affection du cœur dans laquelle il est le plus commun d'observer la mort subite. Le sang afflue en plus grande abondance qu'à l'ordinaire dans le cœur ainsi hypertrophié, et sa résistance, quoique très-énergique, sera insuffisante pour triompher de l'obstacle formé par la masse du sang. C'est surtout après le repas que ces accidents sont les plus communs : l'on sait que chez toutes les personnes dont le cœur offre un certain volume, la distension de l'estomac entraîne une certaine gêne dans la circulation et la respiration. C'est à la sortie d'un dîner que Louvois, lisant tout haut une lettre à Louis XIV, fut pris d'oppression subite, et mourut un quart d'heure après. L'autopsie ne montra d'autre altération qu'une congestion sanguine des poumons, et une altération particulière du cœur, gros, flétri, mollasse, semblable à du linge mouillé, et ne contenant pas une goutte de sang dans les ventricules (Dionis, 1718). On conçoit très-bien qu'une femme atteinte d'une maladie du cœur, puisse, au milieu des efforts de l'accouchement, succomber à une rupture du cœur.

La rupture du cœur n'est pas le seul résultat

que puisse donner la mise en jeu de la puissance expulsive, soit pendant l'accouchement, soit pendant l'exercice d'autres fonctions.

On a vu quelquefois, dit M. Adelon, la mort survenir tout à coup dans un violent effort, mais la cause en est variable : tantôt c'est parce qu'à raison de l'interruption de la circulation veineuse, il s'est fait une rupture des cavités droites du cœur, ou un épanchement de sang dans le cerveau ; tantôt, c'est parce qu'au commencement de l'effort, beaucoup de sang artériel étant arrivé aux cavités gauches du cœur, celles-ci ou l'aorte se sont brisées ; quelquefois, enfin, c'est parce que l'effort se prolongeant trop, et là respiration étant trop longtemps interrompue, la sanguification artérielle ne s'est pas faite, et il y a eu asphyxie. Mais, il faut l'avouer, dans la plupart des cas où la mort a paru être la suite d'efforts, les organes dont la rupture s'est opérée étaient malades et plus ou moins altérés.

Quelle sera la conduite du médecin dans des cas de cette nature?

Il est un premier point qui va de suite nous arrêter. Le médecin peut-il agir? peut-il tenter quelque chose d'utile? D'abord il faudrait qu'il puisse prévoir l'accident, et j'admets, qu'en présence d'une hypertrophie considérable, d'une anasarque, d'une dyspnée habituelle augmentant au plus léger effort, on puisse se poser cette question ; mais souvent la maladie du cœur, même assez grave pour amener la mort après l'accouchement, a été méconnue ; il ne pouvait en être autrement. Ainsi quels sont les signes stéthoscopiques de l'état graisseux du cœur, ou d'un petit polype, etc. Eh bien ! même en présence d'une affection considérable du cœur, le médecin sera-t-il autorisé à pratiquer l'avortement provoqué ? Je crois qu'il assumerait une grande responsabilité ; c'est une question grave, et que je ne peux ni ne veux résoudre ici ; je devais seulement signaler le danger, indiquer les causes de mort et montrer combien le médecin était désarmé, même en présence d'un péril reconnu, et combien sa position était plus critique, lorsque le danger était resté caché même pour l'accoucheur qui n'avait pu, en avertissant la famille, sauvegarder sa réputation de praticien.

# CHAPITRE III.



### FORMATION D'UN CAILLOT DANS LES GROS VAISSEAUX.

### 25ᵉ Observation.

*Formation d'un caillot dans le cœur et dans l'artère pulmonaire. — Mort au cinquième jour après l'accouchement.* — Au mois de novembre 1850, M. le docteur Keith fut appelé pour accoucher une femme enceinte pour la première fois. Elle mit au monde deux jumeaux après un travail assez fatigant, qui nécessita l'application du forceps pour le premier enfant, et la traction par les pieds pour le second. La malade avait été accouchée par le chloroforme et maintenue treize heures sous l'influence de cet agent anesthésique. A la suite de l'expulsion du placenta, il y eut une abondante hémorrhagie qui s'arrêta heureusement par la contraction de l'utérus; néanmoins, la malade eut une syncope qui dura un certain temps; jusqu'au cinquième jour tout parut aller bien. Les suites de couches marchèrent naturellement; la malade avait du lait, bien qu'en petite quantité ; elle mangeait avec appétit, et à part une douleur assez vive qu'elle avait ressentie le deuxième jour à la partie inférieure de la région lombaire, elle ne se plaignait de nulle part. Cependant il y avait une certaine inquiétude, et cette femme éprouvait une sensation indéfinie de malaise qu'elle ne savait à quoi rapporter. Le pouls était un peu plus serré et plus petit qu'à l'ordinaire. Dans la matinée du cinquième jour, la garde annonça à M. Keith que la malade avait passé une bonne nuit, et qu'elle se sentait appétit pour le dîner. M. Keith fut frappé de la faiblesse et de la fréquence du pouls, et chargea la garde de le faire appeler s'il arrivait quelque chose; en effet, deux heures après, on l'envoya chercher. Pendant son absence M. Duncan fut appelé, et trouva la malade sans pouls, la face cyanosée, la respiration gênée, mourante enfin; le pouls ne reparut pas, malgré les stimulants, et quelques heures après la mort arrivait.

L'autopsie montra un abondant épanchement séreux dans le péritoine, avec des fausses membranes molles et récentes à la surface de l'intestin, sans aucune inflammation de l'utérus.

Les cavités droites du cœur étaient distendues par une grande quantité de fibrine décolorée et offrant une assez grande consistance dans l'oreillette en un point particulier où il y avait adhérence entre ce caillot et la paroi musculaire. On retrouvait aussi des caillots dans l'artère pulmonaire.                     (*Union médicale*, 1853.)

## 26e Observation.

*Caillot dans le cœur et les artères pulmonaires. — Mort subile au douzième jour après l'accouchement.* — Une dame, de constitution faible, âgée de 34 ans, fut délivrée par M. Havers de son second enfant, après un travail facile et naturel. L'expulsion de l'arrière-faix présenta quelques difficultés et fut suivie d'une hémorrhagie si soudaine et si violente, que la vie fut en danger. Ceci se passait le 18 août 1851, et les choses marchèrent favorablement jusqu'au 23, où M. Havers remarqua de l'agitation, de la pâleur jaunâtre de la face, un peu d'égarement des yeux, qui étaient fort brillants, de l'incohérence et de l'agitation dans les gestes et les paroles. La malade disait avoir passé une mauvaise nuit, avait eu des palpitations et de la gêne au creux de l'estomac, ce qu'elle attribuait à la distension des seins; langue légèrement chargée, pouls vif et faible. Ces symptômes parurent céder à un purgatif, et tout alla bien jusqu'au 30 août. Depuis quelque temps la malade s'asseyait tous les jours sur un sofa; ce jour-là cette dame avait bien mangé; elle voulut s'habiller elle-même, mais aussitôt elle retomba sur son lit; la garde remarqua de l'écume à la bouche et de légères convulsions de la face; elle dit quelques mots d'une voix faible, se coucha et expira. Tout cela s'accomplit en quelques minutes. M. Paget assista à l'autopsie faite quarante-huit heures après la mort. A l'exception d'une cicatrice d'un ancien abcès au poumon droit et d'un état particulier du cœur, tous les organes étaient sains. Le cœur était pâle et aminci, surtout le ventricule droit qui contenait un peu de sang noir. Chacune des artères pulmonaires contenait un caillot sanguin, qui en oblitérait presque complétement le calibre; les principaux caillots avaient un pouce et quart de long; ils étaient moulés et solides, et dans certains points adhérents aux parois des vaisseaux. En suivant les divisions dés artères, on trouva jusque dans les plus petites ramifications, de nombreux caillots plus petits, mais présentant exactement les mêmes caractères.

(*Medical Times and Gazette*, 1852.)

Je dois à l'obligeance de mon excellent maître, M. Gos-SELIN, l'observation suivante :

### 27e Observation.

*Mort subite trois semaines après l'accouchement, par syn-*

*cope et coagulation du sang dans les veines pulmonaires.* — M^me X..., âgée de 42 ans, concierge chez M. Charrière, rue de l'École-de-Médecine, n° 6, d'une constitution affaiblie par le travail et la mauvaise fortune, plutôt que par les maladies, était accouchée pour la deuxième fois en avril 1853.

L'accouchement avait été naturel et sans complication. La malade était restée dix jours au lit; le douzième jour elle me fit prier, par hasard, au moment où j'entrais dans la maison pour voir un autre malade, de la visiter, parce qu'elle éprouvait une douleur étrange au mollet gauche. Je trouvai, en effet, dans cette région et au côté interne de la jambe, des indurations et des nodosités formées évidemment par une oblitération de la veine saphène interne et de quelques-unes de ses branches. Il y avait de la douleur à la pression, point d'œdème, point de rougeur. Je conseillai des cataplasmes, et j'insistai sur la nécessité du repos au lit, et de la station horizontale. Je ne revis plus la malade.

Trois jours après, on m'appelle en toute hâte; j'apprends que, contrairement à ma prescription, cette femme s'est levée et s'est assise pour dîner. Le repas commencé, on l'a vue pâlir et tomber sans connaissance; son mari et les personnes qui étaient près d'elle se sont efforcés de la réveiller au moyen de vinaigre et d'eau froide, et n'ont songé qu'après plusieurs minutes à la placer sur son lit, horizontalement. Lorsque je suis arrivé, environ quinze minutes après la perte de connaissance, la mort avait eu lieu, et tous les efforts que j'ai faits pendant plus d'une heure, pour ranimer la circulation, ont été inutiles.

Le surlendemain, j'ai fait l'autopsie avec M. Gaucherand fils; nous n'avons trouvé aucune lésion du cerveau, aucune apoplexie ni congestion dans les poumons, point de rupture du cœur, ni des gros vaisseaux, point de perforation de l'estomac ni des autres viscères. Le cœur n'était pas très-gros, les cavités droites, les veines caves et l'artère pulmonaire offraient du sang liquide ou coagulé incomplétement dans quelques points.

Les quatre veines étaient oblitérées par un caillot sanguin depuis leur embouchure dans l'oreillette gauche jusqu'à leur bifurcation, et les premières divisions pulmonaires de ces vaisseaux étaient également obstruées par des caillots.

Il m'a paru que la mort avait été causée par l'obstacle apporté à la circulation par l'oblitération des veines pulmonaires, et que cette coagulation s'expliquait de deux manières :

1° Par la modification du sang, en vertu de laquelle la coagulation s'était déjà faite dans la saphène, dont j'ai trouvé la surface interne à peine enflammée ;

2° Par la syncope qui a dû survenir au moment où cette femme s'est levée pour dîner, après être restée quelques jours au lit, et dans le cours de laquelle s'est probablement opérée la coagulation qui a empêché la circulation de se rétablir.

Une impression pratique m'est restée de ce fait, c'est que la possibilité d'une coagulation dans les gros vaisseaux du cœur est un motif de plus pour engager les malades qui ont une phlébite adhésive à la suite de l'accouchement, à conserver avec rigueur la position horizontale, pendant laquelle les syncopes sont plus rares.

(L. GOSSELIN.)

### 28ᵉ Observation.

*Caillot dans les veines pulmonaires. — Mort subite quelques jours après l'accouchement.* — Une femme venue à la Maternité pour y faire ses couches, fut prise de quelques accidents cérébraux après son accouchement. Elle était en pleine convalescence, lorsqu'elle perdit connaissance en s'habillant. Des excitants actifs la firent revenir à elle, mais elle expira cinq ou six minutes après.

A l'autopsie, faite aussi complétement que possible, on ne trouva, pour expliquer la mort, que la réplétion de toutes les veines pulmonaires par un caillot noirâtre consistant, mais non adhérent.

(M. Prestat, externe des hôpitaux. *Thèse de M. Hardy, pour l'agrégation.* 1838.)

C'est M. le professeur Miegs de Philadelphie, qui a émis le premier cette opinion : qu'une femme qui a perdu beaucoup de sang pendant le travail, est susceptible de succomber, quelques jours après, à la formation d'un caillot dans le cœur, si une syncope se produit chez elle par une cause quelconque. Voici l'explication qu'il en donne :

« C'est un fait bien connu, dit-il, que la coagu-
« labilité du sang augmente à mesure que marche
« une hémorrhagie, par conséquent chez une
« femme qui a perdu dans le travail de quarante
« à quatre-vingts onces de sang, le sang qui lui
« reste est plus coagulable qu'il ne l'était avant le
« commencement de l'hémorrhagie. De même la

« syncope est le résultat de l'afflux trop peu con-
« sidérable du sang vers le cerveau, et une femme
« qui vient d'avoir une perte éprouve une sensa-
« tion de défaillance qui est due à la diminution
« de la distension vasculaire de l'encéphale; que,
« dans ces circonstances, elle se lève debout, la
« distension diminue instantanément par suite de
« la pesanteur. Mais, et c'est là qu'est le danger,
« si la syncope se prolonge, le sang, devenu for-
« tement coagulable et circulant à peine dans le
« cœur, s'y concrète, et lorsque la défaillance
« cesse, il y a un caillot formé dans le cœur et
« dans les artères qui convertit la syncope en une
« mort définitive. »

La mort par syncope est bien certainement celle
qu'on a le plus à redouter après les hémorrhagies;
mais, comme on le voit, M. Miegs signale une autre et non moins formidable source de danger. Et
peut-être dans plusieurs observations de mort par
syncope, aurait-on trouvé une lésion plus maté-
rielle pour expliquer la terminaison funeste, si les
autopsies avaient toujours été faites : c'est l'analogie des symptômes observés, c'est l'influence réci-
proque qu'exercent l'une sur l'autre ces deux
causes de mort qui m'ont porté à parler de la syncope immédiatement après l'étude de la mort par
suite de la formation de caillots dans le cœur ou
dans l'artère pulmonaire.

### 29ᵉ Observation.

*Phlegmatia alba dolens.*— Une dame avait été affectée
d'une *phlegmatia alba dolens* assez grave. Les symptômes
aigus avaient été combattus par un traitement convenable, et les choses paraissaient marcher d'une manière favorable, lorsqu'en voulant aller à la garde-robe en l'absence de la garde, elle tomba par terre, et avant qu'on pût
appeler du secours elle était morte (*Union médicale*,
1853).

La plupart des auteurs regardent la *phlegmatia
alba dolens* comme une phlébite. M. *Bouchut* l'attribue plus spécialement à l'oblitération spontanée
des veines survenant à l'occasion d'un ralentisse-
ment de la circulation, sous l'influence d'un excès
relatif de la quantité de fibrine.

« La quantité de fibrine du sang, dit cet auteur,
« n'est pas plus considérable qu'elle ne doit l'être
« absolument parlant; mais elle est en excès rela-
« tivement aux autres matériaux du sang. De là
« naît une tendance extrême à la formation de la
« couenne sur le caillot de la saignée et à la coa-
« gulation rapide du sang dans les vaisseaux si
« la course est ralentie ou entravée par quelques
« causes. »

Les veines malades sont distendues et remplies
par du sang coagulé: elles forment des cordons
durs et noueux, et M. Bouchut aurait presque tou-

jours trouvé saines les parois des veines, la tunique interne lisse et ne présentant point de rougeurs ni d'injection des capillaires, point d'épaississement, de friabilité et d'ulcération, mais des adhérences avec les caillots renfermés dans leur intérieur.

Comme cause de la formation de caillots nous admettons volontiers la lenteur de la circulation veineuse, par suite du peu d'énergie des contractions du cœur.

Les caillots peuvent remonter très-haut et ne pas occuper seulement les veines saphène et fémorale, mais s'étendre jusque dans la veine cave et même pénétrer dans le ventricule droit. C'est à un cas de ce genre que nous rapportons l'observation suivante ; l'autopsie n'a pas été faite, mais les symptômes observés me portent à croire qu'il y a eu formation de caillot dans le cœur ou dans les gros troncs vasculaires.

### 30ᵉ Observation.

Une femme de 32 ans, primipare, fortement constituée et d'un assez bel embonpoint, accoucha naturellement après un travail de 40 heures. Elle fut prise le 6ᵉ jour après l'accouchement d'un mouvement fébrile que rien n'expliquait, si ce n'est l'état saburral des premières voies, état qui dura jusqu'au 15ᵉ ou 16ᵉ jour. Après quoi la malade reprit de l'appétit et sembla devoir bientôt se guérir complétement, lorsque, le 26ᵉ jour, elle eut un mouvement convulsif qui la souleva de son oreiller, sur lequel elle retomba morte.

Maintenant voici le phénomène sur lequel je veux appeler l'attention; le pouls de cette malade, qui en général était très-régulier, cessait de l'être de temps à autre, subitement, sans cause connue, il devenait très-irrégulier; le cœur offrait des mouvements convulsifs tumultueux, désordonnés et impossibles à décrire; ce phénomène, qui se produisait plusieurs fois dans la journée, durait d'une demi-minute à une minute ou une minute et demie, et cessait tout à coup; alors tout rentrait dans l'ordre sans laisser de traces et sans que la malade eût conscience de ce qui s'était passé en elle. Une seule fois nous avons remarqué la coïncidence de la reproduction de ce phénomène avec une légère impression morale produite par quelques cris de son enfant. Ni la percussion, ni l'auscultation, ni le toucher ne faisaient percevoir le moindre signe qui révélât la présence d'une lésion quelconque soit thoracique, soit abdominale; les battements du cœur n'étaient même, pendant ces mouvements désordonnés, accompagnés d'aucun bruit anormal (VILLENEUVE de Dijon, *Union méd.*, 1852).

C'est du reste une opinion admise par M. Cruveilhier que des caillots formés dans les veines peuvent arriver au cœur.

« Chez quelques femmes, dit M. Raige-Delorme,
« on observe des phénomènes généraux qui indi-
« quent une obstruction des gros troncs. Dans un
« cas observé par Dance, la malade fut prise d'une
« tuméfaction du ventre et elle présenta les signes

« d'un commencement d'épanchement séreux dans
« la cavité abdominale. Moi-même j'ai eu occasion
« de constater un fait analogue, il y avait une
« sorte de balancement entre le gonflement du ven-
« tre et celui de l'extrémité inférieure. Du reste,
« j'ai observé sur la même malade d'autres phé-
« nomènes qui semblaient appartenir à une oblité-
« ration des gros troncs veineux. Ainsi il exista
« pendant fort longtemps chez cette dame des pal-
« pitations, une dyspnée et des lipothymies qui se
« renouvelaient sous l'influence de l'exercice le
« plus léger. A une certaine époque même, la ma-
« lade fut prise tout à coup d'une tuméfaction de
« la face et du cou, avec étourdissement, et jamais,
« avant sa maladie, elle n'avait été sujette à des ac-
« cidents de cette nature. »

# CHAPITRE IV.



### 31ᵉ Observation.

*Mort subite pendant le travail de l'accouchement.* — *Syncope.* — Une pauvre femme de l'hospice de la Charité était en douleurs depuis cinq heures. Les membranes se rompirent, une très-grande quantité d'eau s'écoula, et à dater de ce moment elle se sentit excessivement faible ; éprouvant le besoin d'aller à la garde-robe, elle s'assit sur un vase, se livra à quelques efforts et tomba évanouie. On se hâta de la placer dans une position horizontale, mais on eut à peine le temps de la mettre au lit ; elle était déjà morte. A l'autopsie on ne trouva rien qui pût expliquer la mort. (CAZEAUX.)

### 32ᵉ Observation.

*Mort subite à une période assez avancée de l'état puerpéral.* — *Syncope.* — Un accoucheur fut appelé pour donner des soins à une jeune femme enceinte de son premier enfant et à terme. Le travail était commencé, et lorsqu'il se fut retiré il survint une syncope sans cause connue. A son retour on lui fit part de cette circonstance, mais comme la malade paraissait très-bien, on n'y fit pas attention, et la délivrance s'opéra heureusement, sans symptômes fâcheux. Trois jours après l'accouchement on la purgea, et pendant qu'elle allait à la garde-robe elle expira immédiatement (MERRIMAN, *Union médic.*, 1853).

### 33e Observation.

A sa clinique du 19 janvier 1854, M. DUBOIS raconta le fait suivant :

Une femme eut une grave hémorrhagie après l'accouchement, on put la sauver. Au 20e jour de sa convalescence elle fit appeler M. Dubois et se plaignit de malaise et de toux. M. Dubois prit conseil de M. Andral, médecin de la malade ; ils furent d'avis qu'il n'y avait rien à craindre. Le soir, la malade, se trouvant bien, ne voulut pas que la garde la veillât ; dans le courant de la nuit, celle-ci se leva pour voir si elle désirait quelque chose et la trouva morte. Pas d'autopsie.

### 34e Observation.

M. NÉLATON cite le fait suivant :

Quinze jours après un accouchement normal, une jeune dame, par pure précaution, continuait à garder le lit. Son père vint la voir, causa un peu avec elle ; la jeune dame était très-bien. La garde-malade reconduisit le père jusqu'à la porte, et en revenant elle trouva la jeune dame morte. Pas d'autopsie.

### 35e Observation.

Une dame de 25 ans, déjà deux fois mère, impressionnée par la crainte des événements politiques, alla faire ses couches à Versailles. Elle fut heureusement délivrée ; rien de particulier ne survint ; sa santé était bonne, lorsque le neuvième jour, étant assise sur son lit, elle s'affaissa sur elle-même et mourut subitement.

### 36ᵉ Observation.

M. ROBERT a vu deux cas semblables :

Une jeune femme non primipare, morte au seizième jour, en faisant sa toilette dans son lit.

### 37ᵉ Observation.

Une autre femme, mère de plusieurs enfants, succomba de même au seizième jour, au moment où elle allait prendre son déjeuner.

(*Société de chirurgie.* Séance du 7 janvier 1852.)

### 38ᵉ Observation.

*Mort subite peu après la délivrance.* — La jeune femme d'un de nos confrères fut affectée, pendant les trois derniers mois de sa grossesse, de vomissements tellement opiniâtres qu'elle ne pouvait rien garder. Il en résulta un mouvement fébrile continu avec des paroxysmes nocturnes, un amaigrissement et un affaiblissement excessifs.

Elle arriva enfin au terme de cette très-pénible grossesse. Le travail dura dix heures en tout, et la période d'expulsion, pendant laquelle un devoir impérieux m'obligea à m'absenter, se prolongea quatre heures. Immédiatement après la terminaison spontanée du travail, la malheureuse dame eut une première syncope, et bien que l'utérus, convenablement rétracté, ne permît pas d'hémorrhagie, elle expira après trois quarts d'heure, malgré l'usage intérieur et extérieur des toniques les plus énergiques.

(CAZEAUX.)

### 39ᵉ Observation.

*Mort subite quatorze jours après l'accouchement ; syn-cope.* — Il y a quelques mois, les journaux nous ont annoncé la mort subite d'une princesse de la famille d'Orléans, de la duchesse de Nemours ; cette jeune femme, d'une santé florissante, déjà mère de trois enfants, n'avait jamais été malade ; enceinte pour la quatrième fois, elle était accouchée heureusement, le 28 octobre, à quatre heures du matin, après un travail facile et régulier, les suites de couches avaient été heureuses, la montée du lait s'était faite en temps habituel, son état était aussi satisfaisant que possible, lorsque dans la matinée du 10 novembre, après une nuit calme et un sommeil paisible, elle fut frappée d'une mort foudroyante quatorze jours après son accouchement, au château de Claremont. Elle devait se lever le lendemain, elle *se coiffait*, elle dit à sa garde : « Je me trouve mal, » elle était morte. Sa santé était si complétement rétablie que le docteur Alexis Moreau, son accoucheur, était de retour à Paris, sans qu'aucun accident, soit ancien, soit récent, eût jamais fait craindre pour elle une fin si funeste. L'autopsie, qui fut faite en présence du docteur H. Guéneau de Mussy et de plusieurs médecins anglais, a fait constater l'intégrité parfaite de tous les organes et n'a rien révélé qui pût expliquer cette mort.

« Quand la femme meurt pendant l'accouche-
« ment, ou peu de temps après, c'est parce qu'il
« n'y a plus assez de sang pour entretenir la cir-
« culation...... Quand cinq ou six heures sont
« passées depuis l'accouchement et que la femme

« a eu le loisir de prendre des consommés pour ré-
« parer le sang perdu, elle est sauvée. Mais si elle
« finit ses jours une demi-heure ou une heure après
« sa délivrance, c'est qu'il n'y avait plus de sang
« suffisant dans les vaisseaux pour y conserver le
« mouvement circulatoire, et cette liqueur qui est
« le principe de la vie ne répandant plus de tous
« côtés la chaleur et la nourriture aux parties, la
« femme passe alors comme une chandelle qui
« s'éteint faute de suif pour entretenir la lumière »
(Dionis).

La mort par la syncope offre tant de rapports
avec la mort par hémorrhagie, que nous avons cru
devoir rappeler les paroles de Dionis, qui s'appli-
quent plus spécialement à la mort par anémie;
mais c'est parce que nous y trouvons un rapprochement avec les belles expériences de M. Piorry
sur le mécanisme de la mort par syncope.

Rhamsbotham est l'un des premiers qui ont appelé d'une manière spéciale l'attention sur ce point.
Mais les observations qu'il a publiées ne démontrent
rien de bien positif.

On a distingué de la syncope ce que l'on appelle
l'asphyxie idiopathique : ces deux accidents ne diffèrent pas par les symptômes, et quant aux résultats fournis par l'ouverture des cadavres, l'asphyxie
idiopathique consisterait en une flaccidité du cœur,
avec vacuité complète ou à peu près complète de

ses cavités. M. le professeur Beatty a rapporté plusieurs exemples de mort par cette cause. Le docteur Backer a communiqué à M. Mac-Clintock l'autopsie faite judiciairement à la suite de cas semblables dans lesquels on ne trouva d'autres lésions qu'une flaccidité anormale du cœur avec absence complète de sang dans ses cavités. Ce genre de mort a surtout été décrit par M. Chevallier. M. Mac-Clintock, qui approuve la plupart des idées de ce médecin, pense cependant que l'asphyxie idiopathique de M. Chevallier n'est autre chose qu'une variété ou qu'une forme de syncope; et que ce genre de mort doit facilement se produire chez les femmes dans l'état puerpéral, c'est-à-dire dans un état où la constitution se trouve affaiblie par l'acte de la parturition et qui a pour traits principaux une réceptivité anormale de l'influence morbide, une excitabilité particulière du système vasculaire et une susceptibilité pathologique du système nerveux. Il faut plusieurs jours, dit M. Mac-Clintock, pour que les femmes se remettent de l'ébranlement causé par le travail; et pendant cette période, dont la durée varie nécessairement, suivant différentes circonstances, la résistance vitale est diminuée. Par suite, toute espèce d'impression un peu forte, qu'elle affecte le corps ou l'esprit, surprend l'économie dans des conditions bien moins favorables que par le passé.

Le mécanisme de la syncope n'a été bien connu que dans ces derniers temps, par les travaux de M. le professeur Piorry.

Cullen regardait la syncope comme le résultat d'un ébranlement produit dans l'encéphale par suite d'un surcroît d'activité de l'organe. M. Piorry, au contraire, la regarde comme résultant d'un défaut d'excitation de la substance cérébrale par le sang dévié par une raison d'équilibre de pesanteur de sa voie normale. « L'énergie du cerveau, « dit Cullen, étant évidemment, dans différentes « occasions, plus forte ou plus faible, il semble « que son action ne peut augmenter sans être né- « cessairement suivie d'un état de faiblesse ; nous « pouvons en conséquence comprendre, d'après « cette loi de la puissance nerveuse, comment « l'action subite et violente de l'énergie du cer- « veau est quelquefois suivie d'une telle diminu- « tion de force de cette énergie, qu'elle produit la « syncope et même la mort. C'est aussi, je le sup- « pose, d'après le même principe, qu'une douleur « aiguë peut quelquefois augmenter l'énergie du « cerveau à un degré plus considérable qu'il n'est « capable de le supporter, d'où il s'ensuit une di- « minution de force qui doit occasionner la dé- « faillance. Mais la conséquence de ce principe « paraît plus évidemment par la défaillance qui « survient lorsqu'une douleur considérable cesse

« tout à coup. Il paraît que c'est d'une manière
« entièrement analogue que la syncope succède
« sur-le-champ à un effort violent et longtemps
« continué, soit que cet effort dépende de la vo-
« lonté ou d'une disposition particulière. C'est
« aussi de cette manière que la syncope survient
« chez une femme pendant l'accouchement. »

M. Piorry donne une autre théorie de la syncope :
La circulation en est la cause principale, en n'en-
voyant plus au cerveau le sang qui doit entretenir
un degré suffisant d'excitation; de là, suspension
des fonctions de l'encéphale, et, par suite, plus
d'influx nerveux envoyé au cœur qui s'arrête et
produit la mort.

M. Piorry appuie cette proposition des argu-
ments suivants :

Il cite d'abord l'exemple de personnes qui, étant
dans un état de syncope, ont été rappelées à la vie
par cela seul que l'on a substitué à la position assise, dans laquelle elles étaient, la position horizontale, ayant même le soin de tenir la tête plus
basse que le tronc ; il cite les expériences desquelles
il résulte :

1° Que, lorsqu'on a ouvert les deux jugulaires
d'un chien, et que le sang a cessé de couler, on
rappelle l'hémorrhagie en élevant le train de derrière de l'animal; 2° que, lorsque dans cette expérience, la perte de sang fait tomber l'animal en

syncope, on fait cesser et on rappelle tour à tour la syncope, selon que l'on tient la tête basse et le train de derrière élevé, ou, qu'au contraire, on élève la tête et qu'on abaisse le train de derrière. De ces faits M. Piorry conclut que la pesanteur exerce une influence sur le cours du sang dans les animaux, et cela d'autant plus qu'ils sont plus affaiblis. Il en cite encore d'autres preuves, comme le gonflement des veines et des vaisseaux capillaires dans les régions où le sang est obligé de circuler contre la loi de la gravitation, les congestions sanguines qui, aux approches de la mort, se forment dans les organes situés au lieu le plus déclive, etc.

M. Piorry, combattant la théorie émise par Bichat, Que la syncope tient à la suspension de l'action du cœur, établit même que lorsque l'hémorrhagie est la cause de la syncope, elle est due à la suspension de l'action du cerveau. Dans toute syncope, l'action cérébrale cesse bien avant celle du cœur, et cette dernière se prolonge encore longtemps pendant la syncope; et selon qu'on tient la tête haute ou basse, c'est-à-dire qu'on empêche ou qu'on permet l'arrivée facile du sang au cerveau, on hâte ou on retarde la syncope. Que de cas d'ailleurs dans lesquels la syncope survient par cause morale, et certes on ne peut dire que celles-ci aient agi primitivement sur le cœur. La syncope arrive donc, parce que le cerveau suspend son action, soit à raison d'un trouble moral, soit lorsqu'il ne lui est plus envoyé de sang.

Enfin M. Piorry admet que le diagnostic entre la syncope et la congestion cérébrale peut être souvent douteux, les phénomènes dépendant de la suspension de l'action cérébrale, étant les mêmes, soit que cette suspension soit due à ce que le sang n'arrive pas au cerveau, soit qu'elle tienne à ce que le cerveau est comprimé par un afflux trop considérable de sang; et cependant ce diagnostic est d'une haute importance, puisque dans un cas la saignée sera nuisible, et dans l'autre très-utile. La position du malade pourra servir d'élément de diagnostic, l'attitude horizontale étant utile dans le cas de syncope, et nuisible dans le cas d'apoplexie : au contraire, l'attitude verticale nuisant dans le premier cas et étant favorable dans le second.

M. Ségalas avait observé dans les expériences sur les animaux vivants l'influence qu'exerce sur la syncope la situation élevée ou basse de la tête, relativement au reste du corps.

Lorsqu'on injecte dans les veines d'un animal une certaine quantité d'air ou d'huile, ou une substance non nuisible, le cœur est distendu, et comme c'est alors par cet organe que la syncope commence, elle a une physionomie différente que lorsqu'elle débute par le cerveau; l'animal ne perd pas instantanément le mouvement, il crie encore quelque temps.

Après l'accouchement nous trouvons toutes les conditions prédisposant à la syncope : la déplétion subite d'une vaste cavité, une perte de sang, et souvent des émotions morales.

Pendant la grossesse, les vaisseaux du bassin sont comprimés par l'utérus, fortement développé, et la circulation ne s'y fait que d'une manière très-lente et parfois très-difficile. Aussi les varices, les engorgements des membres abdominaux sont-ils la conséquence fréquente de cet obstacle au mouvement du sang. Celui-ci reste alors vers la moitié supérieur du corps, non pas d'une manière exclusive, bien entendu, mais avec une différence très-marquée. Mais, après l'accouchement, l'utérus, revenant rapidement à des dimensions beaucoup moins grandes que celles qu'il avait pendant la gestation, laisse une libre expansion aux gros vaisseaux du bassin, et alors un *raptus* sanguin très-puissant a lieu vers cette région aux dépens du liquide qui alimentait les extrémités supérieures. Alors rien d'étonnant que par l'effet de cet abandon subit de l'encéphale par le sang, le centre nerveux tombe dans un collapsus à la suite duquel la syncope et même la mort puissent survenir. C'est là un phénomène tout mécanique et qui se présente également à la suite de la paracentèse abdominale.

D'autre part, la syncope ne survient pas toujours à la suite d'une hémorrhagie. « L'accoucheur, dit « M. Cazeaux, doit savoir que les syncopes qui sur- « viennent après l'accouchement ne sont pas tou- « jours le résultat d'une perte. Assez souvent on en « observe à la suite d'accouchements très-prompts. « La matrice étant en effet désemplie subitement, « les vaisseaux hypogastriques cessent tout à coup « d'être comprimés comme ils l'ont été pendant « les derniers mois de la grossesse, la circulation « y devient libre et facile, et la rapidité avec la- « quelle le sang abandonne la tête et les extrémi- « tés supérieures pour se porter dans les vaisseaux « du bas-ventre, détermine souvent des syncopes. »

M. Dehous en donne une nouvelle théorie qui me paraît ingénieuse et acceptable, mais non pas d'une manière exclusive.

« Dans la chlorose, dit-il, les syncopes sont fré- « quentes ; sous l'influence de la plus légère fati- « gue, de la moindre émotion, quelquefois même « sans cause connue, cet accident se manifeste. La « pauvreté du sang en globules en est probable- « ment la cause. Sans partager d'une manière « générale et exclusive les idées de M. Cazeaux, à « propos de la chloro-anémie chez les femmes en- « ceintes, on ne peut contester néanmoins qu'elle « existe très-souvent et parfois même d'une ma- « nière très-remarquable et très-sensible. »

« Or, dans la chlorose, pendant l'état de vacuité,
« M. Marshall-Hall a vu quatre exemples de mort
« subite ; pourquoi ne pas admettre qu'il en puisse
« être de même chez la femme enceinte ou qui
« vient d'accoucher ? »

Voici, du reste, un passage que nous lisons dans
M. Cazeaux et qui vient à l'appui de cette théorie :
« La mort vient alors (après une hémorrhagie ar-
« rêtée), parce que la masse sanguine est égale-
« ment répartie dans toute l'étendue de l'arbre
« circulatoire et que le cerveau et la moelle allon-
« gée en particulier, n'en recevant qu'une très-
« faible partie, manquent de l'excitant qui leur est
« nécessaire pour entretenir la respiration et par
« suite les mouvements du cœur. »

Dans l'ouvrage de M. Chailly, nous trouvons ce
passage qui vient encore appuyer cette théorie :
« Les femmes faibles, nerveuses, qui même en
« état de santé tombent facilement en syncope, y
« sont très-exposées pendant le travail. Si ces ac-
« cidents se renouvellent souvent, ils peuvent déter-
« miner la mort. »

Les femmes dont nous avons rapporté l'observation et qui sont mortes pendant une syncope,
ont été prises de cet accident debout ou assises ;
l'une assise, l'autre au moment d'aller à la garde-
robe ; une troisième pendant sa toilette, une quatrième au moment de déjeûner.

D'autres sont mortes dans leur lit, mais elles avaient été épuisées ou par des hémorrhagies après l'accouchement, ou par des vomissements ou d'autres accidents graves pendant leur grossesse; du reste, l'autopsie n'ayant pas été pratiquée, ces faits sont moins concluants que ceux dans lesquels l'autopsie faite avec le plus grand soin n'a démontré aucune lésion.

Ainsi dans la première série de faits dans lesquels l'examen cadavérique n'a permis de constater rien qui pût expliquer la mort, et dans lesquels la syncope doit par conséquent être admise, nous voyons que les malades ont quitté le décubitus dorsal pour se mettre debout ou s'asseoir.

Les conclusions thérapeutiques sont faciles à déduire. Les règles du traitement préventif seront donc de faire garder aux femmes qui viennent d'accoucher le repos au lit très-absolu, le décubitus dorsal évitant toute fatigue, tout effort, et cela pendant le plus longtemps possible; cette précaution sera surtout nécessaire si les femmes ont été affaiblies par des hémorrhagies, ou si, même sans accidents spéciaux, ce sont des femmes faibles et de constitution délicate.

Un moyen préventif recommandé par plusieurs accoucheurs (et à mesure que nous nous éloignons de l'école de Broussais, le nombre de ceux qui adoptent cette règle devient de plus en plus grand), consiste à alimenter de bonne heure la nouvelle accouchée, à éviter de la tenir à la diète; à lui permettre, dès le premier jour, des bouillons ou des potages, et surtout, si elle a eu une perte, à la ranimer par un peu de bon vin.

Enfin, pour combattre la syncope quand elle survient, il faut se rappeler comment la mort arrive dans les cas de ce genre et combien est grande l'influence de la position. Les animaux qui paraissaient morts étaient ranimés quand on les mettait dans une position horizontale ou quand on leur plaçait la tête plus bas que le reste du corps. Des individus affaiblis par les souffrances, dont le sang a été appauvri et diminué de quantité se trouvent-ils dans la position verticale, ils tombent sans connaissance; qu'on les laisse debout ou assis, ils ne recouvrent pas leurs sens; couchés, ils reviennent à eux immédiatement.

Enfin, M. Chailly conseille, dans les cas où les syncopes surviennent pendant l'accouchement, de soutenir les forces de la femme par des toniques.

Nous avons rangé la syncope dans les causes de mort par lésion de l'appareil circulatoire, quoique sa place semble plutôt à côté de la mort par ébranlement ou épuisement nerveux; ces deux genres de mort survenant souvent dans des circonstances analogues, à la suite de grandes émotions morales, d'une joie trop vive, d'une crainte exagérée, de douleurs trop violentes ou trop continues. Mais les syncopes qui se montrent à la suite d'une hémorrhagie ou d'une anémie de date plus ancienne, et qui se manifestent par un léger effort de la malade, doivent évidemment être séparées des syncopes qui ne reconnaissent pas les mêmes causes et sur lesquelles nous reviendrons plus loin.

Ajoutons que la thérapeutique n'est pas la même dans les deux cas.

# CHAPITRE V.

## ALTÉRATIONS CHIMIQUES DU SANG.

### 40e Observation.

*Altérations chimiques du sang. — Mort rapide précédée de symptômes de dissolution du sang, survenue chez une femme arrivée près du terme de la gestation; opération césarienne après la mort (Observ. recueillie par M. Stoltz).* — Catherine Steigert, de Strasbourg, âgée de 20 ans, de petite stature, d'une constitution molle et lymphàtique, entra à la clinique d'accouchements de la Faculté de Strasbourg, le 28 mai 1826, étant au commencement du huitième mois de sa grossesse; elle était accouchée pour la première fois deux ans auparavant, sans accidents, d'un enfant mâle qui mourut peu de jours après. Le 13 juillet au soir, douleurs dans les régions lombaire et sacrée, qui augmentent d'intensité pendant la nuit, et que leur intermittence fait considérer comme le résultat des contractions utérines commençantes. Mais le toucher ne fait reconnaître aucune dilatation du col qui est encore assez allongé : (potion antispasmodique et calmante, lavements émollients). Nulle amélioration pendant la nuit, insomnie ; les douleurs abdominales augmentent d'intensité. Le toucher pratiqué une seconde fois le matin, le 15, prouve qu'il n'existe aucun changement dans l'utérus ; nul écoulement par le vagin ; le fond de l'utérus ne paraît pas sensiblement tendu pendant les douleurs abdominales; face un peu animée, peau moite, pouls fréquent et petit : la malade croit sentir les mouvements de son enfant. (Demi-bain, pilules d'opium, liniment avec l'huile cuite de jusquiame en frictions sur le point douloureux.) Calme léger, un peu de sommeil pendant la nuit.

Le 16 au matin, douleurs lombaires moins fortes, céphalalgie, soif, sentiment de chaleur extrême, pouls toujours fréquent et petit. (Tisane acidulée et miellée.) Dans la soirée, apparition de taches d'un rouge clair sur toute la surface du corps, spécialement aux mains et aux pieds; quelques-unes élevées, circonscrites, très-analogues aux pustules varioloïdes, peuvent faire penser à la variole, qui d'ailleurs régnait dans une salle voisine. Insomnie, agitation plus grande. Le 17 au matin, excrétion d'un demilitre environ d'urine colorée, épaisse, mêlée d'une quantité abondante de sang. Taches purpurines disséminées çà et là sur les bras et les cuisses, les unes de la grandeur d'une piqûre de puce et les autres plus larges; il y en a une très-grande sur la pointe de la langue qui est enduite d'un mucus jaune brunâtre; les gencives ne saignent pas. Respiration lente et laborieuse, sentiment de constriction à la gorge, chaleur à la peau, pouls fréquent, petit; vertiges, étourdissements, abattement, faiblesse générale, yeux caves et cérnés de brun violet, mamelles affaissées, et depuis la veille plus de mouvement du fœtus.

En l'absence de M. Flamand, M. Lobstein prescrit une potion nitrée et une saignée qui ne fut pas pratiquée; dans la soirée, aggravation des accidents, les taches purpurines sont plus nombreuses; les premières parues ont acquis plus d'étendue; conjonctives ecchymosées, la conjonctive oculaire est tellement soulevée par le sang épanché qu'elle forme autour de la cornée un bourrelet comme dans le chémosis; la malade voyait tout couleur de feu. L'ecchymose de la langue a 217 millim. de diamè-tre, elle est proéminente, la langue est d'un brun sale, face rouge, poitrine oppressée, soif très-vive, pouls plus développé et plus fréquent, agitation ; point d'hématurie ni de garde-robes sanglantes. (Décoction de quinquina avec l'esprit de Mindererus et du sirop d'écorce d'oranger, boisson acidulée.) Dans la soirée et dans la nuit, agitation plus forte, délire ; la malade se lève et marche dans la salle ; on la recouche. Peu de temps après le râle vint et fut suivi de la mort au bout de quelques instants.

Appelé à l'instant même, je trouvai le cadavre encore chaud, la face bleue et gonflée comme chez les individus morts apoplectiques ; quoique les mouvements de l'enfant eussent cessé d'exister depuis le 16, et que plusieurs symptômes pussent faire présumer la mort, je ne crus pas moins nécessaire de pratiquer la gastro-hystérotomie, afin de ne pas négliger cette seule chance du salut de l'en-fant dans le cas où il eût été encore vivant. La ligne blanche fut incisée depuis l'ombilic jusqu'à 4 centimètres de la symphyse pubienne ; l'épiploon qui recouvrait la partie antérieure de l'utérus fut repoussée en haut et la matrice fut divisée dans une étendue de 11 centimètres. Les membranes de l'œuf vinrent aussitôt faire saillie, et quand on les ouvrit il s'échappa des gaz fétides et un peu de liquide. Les fesses de l'enfant étaient tournées vers le fond de l'utérus, et la situation de la tête était celle de la première position : l'épiderme se détachait sur tous les points de la surface du corps, et la mort datait évidem-ment de plusieurs jours. Cet examen fut dès lors sus-pendu jusqu'au lendemain, où l'on procéda à l'autopsie. — On observait à l'extérieur les pétéchies qui existaient pendant la vie, et des ecchymoses d'une étendue variable dans différents points du corps : une très-large se remar-

quait à la face interne, et l'incision de la peau fit voir
qu'elle résultait d'un épanchement sanguin circonscrit. Les
conjonctives et la langue étaient ecchymosées, la face décolorée.

*Cavité crânienne.* — Nulle injection des méninges, rien
d'anormal dans la consistance et la couleur de la substance cérébrale, aucun liquide dans les ventricules.

*Cavité thoracique.* — Poumons bleus et violets, offrant
à leur surface une infinité de petites taches pétéchiales.
En les incisant il s'en écoula beaucoup de sang. Ecchymoses nombreuses sous les plèvres. La surface externe
du cœur est également parsemée de taches violettes, que
l'on remarquait aussi sur le péricarde ; les cavités ven-
triculaires étaient vides de sang ; les oreillettes en contenaient très-peu.

*Cavité abdominale.* — Le foie, très-volumineux, pe-
sant quatre livres, était d'une couleur normale ; l'estomac et l'intestin distendus par des gaz étaient au
contraire parsemés d'ecchymoses circonscrites , sous-ja-
centes à leur enveloppe péritonéale, qui existaient également à la surface convexe de la rate et des reins ; en
incisant ces derniers, on trouva les calices et les bassinets
remplis et distendus par un sang noir très-liquide ; la
vessie contenait un liquide sanguinolent semblable à celui
que la malade avait rendu pendant la vie ; la membrane
muqueuse de cet organe était très-rouge , mais sans ecchymoses.

L'utérus n'offrait aucune ecchymose , et la première
incision ayant été prolongée jusqu'au fond, les membranes
fœtales furent aisées à détacher ; le placenta, situé au
fond et à droite, était séparé en quelques points de l'utérus
par du sang épanché et ses autres points adhéraient faiblement. Le tissu de l'utérus était mou, flasque, d'une

couleur plus foncée que dans l'état normal, la portion adhérente au placenta était, contre toute attente, beaucoup plus mince que le reste ; le col n'était pas entièrement effacé, son orifice interne était entièrement fermé. La surface interne du vagin était recouverte de larges ecchymoses, ainsi que la vulve et le périnée. Le fœtus mâle pesait 5 livres et demie, avait 17 pouces de longueur, était recouvert d'un enduit caséeux assez abondant, l'épiderme était enlevé aux pieds, aux mains et au scrotum ; d'ailleurs il ne présentait aucune ecchymose sur toute la surface de son corps. Le cerveau était injecté, les poumons *parsemés de taches purpurines*, de même que le péricarde, le cœur et l'origine des gros vaisseaux, le foie, la rate, le canal intestinal, les reins et la vessie qui étaient, du reste, dans l'état normal. Tout le sang qui s'écoula des divers organes, pendant qu'on en faisait la section, ainsi que celui qui était contenu dans les différents vaisseaux de la mère et du fœtus, était liquide, violet, analogue à du carmin délayé dans l'eau ; nulle part on ne rencontre le moindre caillot.

Dans des réflexions très-longues qui font suite à cette observation, et dont nous ne donnerons ici qu'un résumé, l'auteur parle de violents chagrins et de tentatives d'empoisonnement répétées à différentes reprises, qu'il semble considérer comme les causes générales ayant pu déterminer cette maladie, qu'il trouve, en beaucoup de points, analogue à là fièvre putride. Quant aux lésions cadavériques, M. Stolz ne trouve aucune affection locale, aucun organe lésé d'une manière assez spéciale, pour être considéré comme ayant été la source des symptômes observés, et il n'hésite pas à admettre que l'altération du sang est la cause de tous les désordres qui ont précédé la mort.

Quoi qu'il en soit ce qui surtout est remarquable ici, c'est l'identité des caractères physiques de ce liquide chez la mère et le fœtus, et, chez ce dernier, l'existence d'ecchymoses semblables dans les organes pulmonaires et circulatoires. Cette affection analogue à la *maladie tachetée hémorrhagique de Verlhof,* quant aux ecchymoses nombreuses qui la caractérisent, en diffère essentiellement par sa marche aiguë, et l'état fébrile continu qui accompagna cette irritation hémorrhagique.

# CHAPITRE VI.



PRÉSENCE DE L'AIR DANS LE SYSTÈME CIRCULATOIRE.

### 41ᵉ Observation.

*Présence de l'air dans le système circulatoire. — Développement de gaz dans le système circulatoire. Mort subite pendant la grossesse.* — La fille B..., âgée de 24 ans, était arrivée presque au terme de sa grossesse, sans avoir éprouvé de trouble bien notable dans la santé. Le 24 novembre 1836, une heure après avoir déjeuné, la fille B.... sort un instant de sa chambre, et en rentrant elle s'assied et se plaint d'être indisposée; elle tremblait et avait la face très-rouge; elle demande un verre d'eau sucrée dont l'ingestion fut presque aussitôt suivie de vomissements qui cessèrent bientôt; une grande difficulté de respirer leur succéda. Cette dyspnée alla toujours en augmentant, et au bout d'une demi-heure la fille B.... mourut. Pas de syncope, pas de perte de connaissance, pas de douleur qui ait annoncé un commencement de travail; au milieu de cet accès de suffocation la fille B... put encore appeler assez haut la femme D... qui venait de descendre l'escalier et qui remonta aussitôt; en la voyant rentrer elle dit : J'étouffe! et ce fut peu de temps après qu'elle expira.

*Autopsie* 24 heures après la mort, existence de gaz mêlé au sang des veines sous-cutanées de la poitrine, et qui s'échappa avec un sifflement très-sensible, quand on ouvrit ces vaisseaux. Les cavités droites du cœur dont le volume était plus considérable qu'à l'état normal, offraient de la résistance à la pression, et semblaient bien remplies ; incisées transversalement, les parois de ces cavités se sont affaissées complétement sur elles-mêmes; l'oreillette, non plus que le ventricule droit, ne contenait aucun caillot; les poumons étaient sains et ne présentaient rien de particulier. (OLLIVIER, d'Angers, *Archives générales de médecine,* 1838.)

### 42ᵉ Observation.

*Introduction de l'air dans les veines. Mort une heure après la délivrance.* — L. F..., âgée de 20 ans, accouche à terme d'un enfant vivant ; le travail fut peu pénible et l'accouchement facile. Fort peu de sang s'écoula après la sortie de l'enfant et du placenta. Cependant la malade s'affaiblit par degrés; une dyspnée considérable, un frisson et des syncopes précédèrent la mort, qui eut lieu une heure après la délivrance. On s'était assuré, à plusieurs reprises, que l'utérus ne contenait pas de caillots et plusieurs fois on l'avait senti dur et rétracté au niveau de l'ombilic.

*Autopsie* le lendemain. Le cœur et les vaisseaux principaux étaient presque vides. Le peu de sang qu'ils contenaient était très-aqueux. L'utérus flasque et mou occupait en largeur 235 millim., et en hauteur 328 millim.; il s'élevait jusque sous l'estomac et le foie; l'orifice vaginal, largement ouvert, offrait des lèvres ecchymosées et pendantes.          (*Mémoires de madame Lachapelle.*)

M. Dugès ajoute la note suivante : La plus grande épaisseur de l'utérus répondait à l'adhérence du placenta que faisait reconnaître une surface livide, molle, lisse, située vers le fond et la  paroi posté- rieure , les veines utérines s'ouvraient là seule- ment par des orifices fort larges (une ligne et demie de diamètre) et  par lesquels l'air insufflé passait. aisément de l'intérieur de l'utérus jusque dans les veines iliaques et réciproquement.

### * 43ᵉ Observation.

Une jeune femme, arrivée au terme d'une grossesse qu'elle ne pouvait pas avouer, se confia à un jeune médecin, qui l'accoucha heureusement d'un enfant vivant; deux heures après l'accouchement, sans qu'aucun fait insolite ait pu faire concevoir la moindre appréhension, l'accouchée se plaint d'un malaise général et indéfinissable, ne produisant ni crises, ni douleurs, ni mouvements convulsifs, mais un état d'anxiété indicible, un affaiblissement graduel et ra- pide. Fort inquiet, le jeune médecin fait appeler en toute hâte un accoucheur expérimenté, qui ne constata aucune lésion capable d'expliquer l'état de plus en plus alarmant de cette femme; il s'assure qu'elle n'est pas due à une hémorrhagie interne et que l'utérus est revenu sur lui- même dans la limite habituelle. Malgré tout ce que l'on put faire, l'affaiblissement devint extrême, le pouls se ra- lentit, les tégumeuts se refroidirent, et la femme suc- comba.                      (SANDRAS, *Union médicale*, 1852.)

### 44ᵉ Observation.

*Mort subite après la délivrance. Introduction d'air dans les veines.* — Une dame de 27 ans, de taille ordinaire, grasse, fraîche et bien portante, mais très-impressionnable et sujette à des attaques d'hystérie, éprouve au huitième mois de sa grossesse, une frayeur très-vive, à la suite de laquelle une aphonie se déclare : saignée, sinapisme à la région cervico-dorsale ; la parole est recouvrée ; la grossesse continue sa marche naturelle, et les mouvements de l'enfant se firent sentir jusqu'à l'apparition des douleurs, qui se déclarèrent vingt-trois jours après. La sage-femme remarqua seulement que la malade était plus pâle et plus faible que d'habitude. Il fallut la porter sur son lit. La dilatation du col étant peu considérable, la sage-femme crut pouvoir s'absenter quelques instants ; revenue à peu près au bout d'une demi-heure, elle trouva la tête à la vulve, et l'enfant, quoique bien constitué, arriva mort. Le délivre suivit de près ; la matrice se contracta convenablement, mais les forces ne revinrent pas ; la malade conserva une pâleur extrême, et la sage-femme ayant épuisé ses ressources, me fit demander ; je ne vis la malade que trois heures après la délivrance : elle était d'une pâleur extrême, faisait à chaque instant des efforts de vomissements et respirait avec difficulté. On me raconta les circonstances de l'accouchement ; on m'affirma qu'il n'y avait pas eu d'hémorrhagie ; doutant encore, je me fis présenter les linges qui ne me parurent pas imbibés d'une manière insolite. La matrice formait un ovoïde qui soulevait les parois abdominales ; la vulve laissait échapper un léger suintement séreux ; j'introduisis la main dans la cavité de la matrice ; elle contenait peu de caillots, et, craignant une rupture, je fis une injection froide.

Je fis retirer les oreillers, afin de mettre la malade sur un plan horizontal, et je comprimai l'aorte, non-seulement pour arrêter l'hémorrhagie, en supposant qu'elle eût lieu par suite d'une rupture ; mais surtout pour favoriser l'afflux du sang vers le cerveau et vers le cœur, dont les battements étaient irréguliers. On plongea les mains dans l'eau chaude sinapisée ; on administra des boissons cordiales, une potion stimulante éthérée ; on fit extérieurement usage de l'ammoniaque et de frictions chaudes ; la malade se plaignait toujours d'étouffer : « De l'air ! de l'air ! disait-elle, ou je vais mourir ! »

Témoin de cette agonie pendant près d'une heure, je fis appeler le docteur Petit, qui renouvela l'exploration de la matrice, et la malheureuse femme expira entre nos mains, après deux heures de soins continus, cinq heures après la délivrance.

L'enfant était de force moyenne, bien conformé ; ses membres étaient contractés et rigides, comme s'ils venaient d'être convulsés, et cette contracture existait encore dix heures après son expulsion.

L'*autopsie* fut faite trente heures après la mort, par une température de 12° à 14°, par MM. Petit, père et fils ; Surbled et moi.

Le cadavre était blanc-jaunâtre comme de la cire ; l'estomac et les intestins étaient distendus par une grande quantité de gaz ; la muqueuse était pâle et parfaitement saine ; la matrice, légèrement ecchymosée sur les côtés, n'offrait aucune trace de déchirure et ne contenait pas de caillots, de l'eau introduite dans sa cavité ne s'échappa par aucune ouverture, quoique fortement comprimée. La surface où s'insérait le placenta était veloutée et sillonnée d'une grande quantité de veines sinueuses sans apparence d'ouverture. La veine cave parut énorme, d'un aspect ardoisé ; mais ayant été lésée par le scalpel, quand on retira la matrice, il fut impossible de s'assurer de la nature de son contenu. Toutefois, dans la supposition qu'elle pouvait contenir de l'air qui se serait introduit par les sinus utérins, les investigations furent dirigées dans ce sens; et, après avoir constaté qu'il n'existait rien dans la poitrine, on examina le cœur avec beaucoup de précaution, et l'on trouva quelques petites bulles d'air mêlées avec la petite quantité de sang que contenaient les ventricules : elles étaient plus abondantes à droite qu'à gauche. On admit donc que la mort était le résultat de l'introduction de l'air dans les veines par la matrice, sans discussion sur le mécanisme, et deux de nos confrères se retirèrent.

Je continuai les recherches avec M. Petit père, et le crâne ayant été enlevé circulairement, l'arachnoïde nous parut soulevée par de petites plaques transparentes, que nous reconnûmes pour les bulles d'air, qui se laissaient facilement déplacer par la pression. Les membranes et les vaisseaux étaient peu colorés, et nous fûmes très-étonnés de trouver dans plusieurs des veines qui rampent entre les circonvolutions du cerveau, de petites colonnes d'air séparées par de petites colonnes de sang rosé; en les poussant avec le doigt, on réunissait ces petites colonnes de manière à donner aux veines l'aspect de fragments de vermicelle longs de plusieurs centimètres; la même disposition fut reconnue dans quelques veines de la base du cerveau; nous n'avons pas eu la pensée d'examiner les veines des membres.

(LIONNET, de Corbeil; *Journal de Chirurgie*
de M. Malgaigne, 1845.)

## 45ᵉ Observation.

*Mort subite pendant l'accouchement. — Présence de l'air dans le système circulatoire.* — Au mois de septembre

1841, M^me ..., âgée de 30 ans, était en travail pour mettre au monde son troisième enfant. Tout allait naturellement. Néanmoins, la malade n'ayant pas uriné depuis longtemps, M. Taylor se mit en mesure de la sonder. Il survint pendant cette opération une violente douleur suivie d'une rupture des membranes et de l'écoulement de 350 grammes environ de liqueur amniotique. M^me... jeta tout à coup un cri, eut quelques convulsions, et expira. La dernière douleur avait presque complétement chassé au dehors la tête de l'enfant. On tenta d'extraire celui-ci, mais sans succès.

*L'autopsie* fut pratiquée 48 heures après la mort. L'utérus s'étendait au-dessus de l'ombilic. Le placenta occupait la surface antérieure de l'organe, du pubis à l'ombilic; aucune portion n'en était décollée. Peu de jours avant le début du travail, M^me... avait eu une perte abondante. Il y avait peu de sang dans l'utérus. La vessie était vide, ainsi que la veine cave inférieure. Le cœur était sain. L'oreillette droite était mince, presque transparente et distendue par de l'air. C'est à peine s'il existait dans le cœur quelques traces de sang. Le cerveau et ses enveloppes ne présentaient rien d'anormal. Il y avait un épanchement considérable de sang fluide dans le rachis, mais en dehors des membranes. (Extrait d'une observation lue par M. Taylor, dans une des séances de la *Reading Pathological society*.)

### 46^e Observation.

*Mort subite six heures après l'accouchement. — Présence de l'air dans les veines.* — M^me T..., âgée de 38 à 40 ans, accoucha de son sixième enfant vers 8 heures du matin, le 7 mai 1852. M. Smith, trouvant son état très-satisfaisant, la quitta peu de temps après. Toutefois, comme elle se plaignait de tranchées violentes, il lui envoya une potion opiacée. Vers deux heures après midi, on vint le chercher en toute hâte. Il arriva au moment où elle venait d'expirer. Elle avait éprouvé des tranchées excessivement douloureuses, accompagnées d'une grande oppression à la poitrine, d'une agitation extrême, et de défaillances. Il n'y avait pas eu d'hémorrhagie.

L'autopsie fut pratiquée le soir même. Le corps était encore chaud; les viscères abdominaux étaient sains. En ouvrant l'utérus, qui était développé, on y trouva une quantité considérable de sang coagulé. Toutefois l'hémorrhagie interne n'avait pas été assez abondante pour expliquer la mort. L'utérus contenait également un fragment considérable de placenta adhérent à l'organe. Il y avait dans la poitrine d'anciennes adhérences entre les plèvres costale et pulmonaire. Le cœur, sans être hypertrophié, à proprement parler, paraissait distendu, surtout les cavités droites. Lorsqu'on ouvrit l'oreillette droite, il s'en échappa de l'air avec une espèce de bruit, et l'organe revint à ses dimensions normales. Ni la substance ni les valvules du cœur ne présentaient d'altération. Le ventricule gauche contenait un petit caillot. (Observation due à M. Smith de Whitchurch, *British Med. Journal*, 6 juin 1857.)

### 47e Observation.

*Mort plusieurs jours après la délivrance. — Présence de l'air dans les veines.* — Pendant l'automne de 1855, Mme E..., âgée de 28 ans, était accouchée naturellement de son troisième enfant. Elle était assez bien rétablie pour reprendre ses occupations domestiques; mais, le huitième jour, elle se trouva mal tout à coup, et expira avant l'arrivée de M. Walford.

*L'autopsie* eut lieu le lendemain. On ne découvrit d'abord rien d'anormal; mais, en incisant le foie, on remarqua que le sang qui s'en écoulait était écumeux. En poursuivant les recherches, on trouva de l'air dans la veine cave inférieure et dans la veine porte. Le côté droit du cœur était distendu par un sang écumeux. L'utérus avait les dimensions qu'il présente ordinairement huit jours après la parturition. Le cadavre ne présentait aucun signe de décomposition.

Plusieurs auteurs ont cité des cas analogues à ceux que nous venons de rapporter.

En 1841, le docteur Bessems avait assisté une femme en couches chez laquelle il y avait eu une hémorrhagie avec rétention du placenta. Quatre jours après l'accouchement, au moment où l'on poussait une injection dans l'utérus, cette femme s'écria tout à coup qu'elle étouffait, et expira au bout de trois minutes. On trouva de l'air dans le cœur et dans les veines.

Le docteur Wintrich a publié, en 1848, une observation de mort presque subite chez une femme en couches. L'expulsion de l'enfant et le décollement partiel du placenta furent suivis de mouvements convulsifs et de suffocation. On trouva de l'air dans le système veineux.

Le professeur Simpson fait mention d'un cas dans lequel la mort arriva peu d'heures après la délivrance, à la suite d'hémorrhagie et d'alternatives de relâchement et de contractions de l'utérus. On constata que l'air avait pénétré dans les veines de cet organe.

Le docteur Lever cite trois cas dans lesquels il y eut hémorrhagie et mort peu d'heures après le travail. Dans tous ces cas on trouva de l'air dans les veines de l'utérus et des autres parties du corps.

En 1850, M. Berry, de Birmingham, avait accouché une primiparè âgée de 22 ans. Elle avait perdu peu de sang et paraissait aller parfaitement, lorsque, au bout de six heures, elle se plaignit d'oppression et de faiblesse, et expira en moins d'une heure, et à l'autopsie, faite 50 heures après la mort, on trouva de l'air dans le cœur et dans les veines utérines. (*British Med. Journal*, 6 juin 1857.)

Vers l'année 1808, *Legallois*, dans le cours de quelques expériences sur les animaux, observa dans trois cas différents la pénétration de l'air dans la veine cave par les veines utérines et la mort subite à la suite de cette pénétration. Son fils, écrivant vingt-un ans après et citant les expériences de son père, se demandait si , dans beaucoup de cas de mort subite après la délivrance, cet accident ne pourrait pas s'expliquer par l'entrée de l'air dans le système circulatoire à travers les vaisseaux utérins.

*Morgagni* parle de ce genre de mort. Mais son opinion se fonde sur le météorisme du ventre, sur l'odeur gangréneuse qui s'échappa de cette cavité lorsqu'on ouvrit le cadavre, deux phénomènes qui peuvent tout aussi bien dépendre de la putréfaction.

*Pechlin, Groetz, Ruysch ,* ont aussi étudié cette question. *Ollivier d'Angers* rapporte une observation digne d'intérêt. Un enfant était atteint depuis plusieurs jours de la rougeole et tout annonçait un rétablissement prochain, quand il éprouva tout à coup, sans aucun symptôme précurseur, un sentiment de défaillance ; il s'écrie qu'il meurt, et il expira à l'instant même. À l'*autopsie*, on trouva le cœur et les vaisseaux qui y aboutissent distendus par un fluide gazeux, les parois de l'organe étaient emphysémateuses, ses cavités vides de sang. Quelques heures après la mort, l'emphysème s'était étendu particulièrement dans le tissu cellulaire sous-cutané du tronc. Du reste, aucune altération d'organe, pas le moindre signe de putréfaction.

Mêmes phénomènes sur le cadavre d'un homme robuste qui mourut subitement peu d'instants après s'être couché en parfaite santé. L'emphysème général ne se développa chez ce dernier que douze heures après la mort. Il n'y avait aucun commencement de décomposition putride. L'infiltration gazeuse qui survint dans ces deux cas est un phénomène assez rare ; est-elle une conséquence de la présence d'un fluide gazeux dans le sang ?

Ces faits, ainsi que ceux rapportés par *Morgagni*, *Groetz*, *Ruysch*, rappellent ce qu'on observe chez les animaux qu'on tue en leur injectant de l'air dans les veines. Ils offrent une analogie remarquable avec les résultats fournis par la physiologie ex-

périmentale et avec les faits déjà nombreux où l'air
atmosphérique a pénétré accidentellement dans les
veines de l'homme vivant et en quantité suffisante
pour causer la mort, laquelle est venue tout à coup
précédée ou non de douleur déchirante, d'un état
de syncope, quelquefois d'un tremblement convulsif du tronc et des membres qui dure quelques instants. On peut exclure l'idée de putréfaction ou de
phénomène cadavérique, 1° dans le cas où l'indi-
vidu a succombé tout à coup, inopinément, en état
de syncope, avec décoloration de la face, ou tremblement convulsif général de quelques secondes de
durée et l'expression d'une vive douleur ; 2° lorsqu'on trouve les cavités droites du cœur distendues
par un gaz ou du sang écumeux et rouge, de telle
sorte que la percussion des parois de l'oreillette et
du ventricule donne une résonnance analogue à
celle qu'on perçoit en frappant sur l'estomac ou sur
tout autre organe creux, gonflé d'air ; 3° quand il
n'existe aucun commencement de putréfaction au
moment de l'ouverture du cadavre, lorsqu'il n'y a
aucun signe de décomposition putride qui puisse
être la source du gaz qu'on trouve accumulé dans
les cavités droites du cœur.

M. *Cormack* a rapporté sept cas dans lesquels la
mort semble avoir été plus ou moins directement
occasionnée par le passage de l'air dans le système
circulatoire, à travers les veines utérines. Dans six

de ces cas, la présence de l'air dans les veines fut démontrée à l'autopsie en même temps qu'on ne découvrit aucune autre lésion susceptible de rendre compte de la mort. Dans tous, sauf dans un cas dans lequel le placenta retenu dans l'utérus se putréfia, la mort eut lieu très-peu d'heures après l'accouchement. Quant aux symptômes, ils furent variés, et ceux qu'on observa le plus fréquemment n'étaient rien moins que pathognomoniques. Une grande anxiété, de la gêne de la respiration, un sentiment de suffocation imminente, de la fréquence et de la faiblesse du pouls, tels étaient les traits prédominants des cas dans lesquels on a eu le temps d'observer les symptômes de la maladie.

M. *Berry* a rapporté un fait du même genre dans lequel la mort eut lieu sept heures après la délivrance. L'utérus était vide et les sinus utérins encore perméables. Le cœur était fortement distendu par de l'air et ne contenait pas de sang dans ses cavités. Les poumons étaient congestionnés et parsemés de tubercules. M. Berry dit que le cadavre ne présentait aucun signe de décomposition. Néanmoins, comme l'autopsie fut faite cinquante heures après la mort et au mois de juin, on peut bien se demander si la présence de l'air dans le cœur n'était pas un phénomène cadavérique, et en tout cas, le fait perd par cela même une partie de sa valeur.

Peut-être aussi est-ce à la pénétration de l'air dans les veines utérines qu'il faut rapporter l'un des faits de *Rhamsbotham*, dans lequel la mort eut lieu cinq ou six heures après la délivrance, chez une femme qui avait accouché d'un enfant mort et qui avait rendu par le vagin des gaz fétides en même temps qu'un liquide verdâtre.

*Comment les gaz introduits dans l'économie causent-ils la mort ?*

*Bichat* pensait que c'était par l'anéantissement de l'action cérébrale ; il donne plusieurs preuves de cette assertion :

1° Le cœur bat quelque temps après que la vie animale et par conséquent le cerveau ont cessé d'être en activité.

2° En injectant de l'air au cerveau par une des carotides, il a déterminé la mort avec les phénomènes analogues, excepté l'agitation du cœur, agitation que Bichat attribuait au contact, sur les parois de cet organe, d'un corps qui leur est étranger.

3° Il conteste que l'origine des nerfs puisse être comprimée par l'air développé dans les vaisseaux du cerveau, comme Morgagni le conclut de diverses observations de morts subites.

4° Toutes les fois qu'un animal périt par insufflation de l'air dans une de ses veines, le côté à sang rouge du cœur est plein, comme celui à sang noir,

d'un sang écumeux, mêlé de bulles d'air; les carotides et les vaisseaux du cerveau en contiennent du
semblable.

5° Si l'on pousse de l'air dans une division de la
veine porte, du côté du foie, il ne peut que difficile-
ment passer dans le système capillaire de cet organe; les accidents sont alors plus lents à se dé-
velopper.

6° Certains auteurs ont attribué l'anéantissement
de l'action cérébrale à la cessation des mouvements
du cœur par distension de ses parois due à la présence de l'air. Mais si le cerveau cessait d'agir par
l'absence des mouvements du cœur, la mort sur-
viendrait comme dans les hémorrhagies, comme
dans la syncope, sans mouvements convulsifs; ici,
au contraire, ces mouvements sont très-violents et
annoncent, par là même, la présence d'un irritant
sur le cerveau : cet irritant, c'est l'air qui y abonde.
Bichat conclut que dans le mélange accidentel
de l'air avec le sang du système veineux, c'est le
cerveau qui meurt le premier et que la mort du
cœur est le résultat, l'effet, et non le principe de la
sienne.

*Nysten* a prétendu que les cavités droites du
cœur étaient distendues par l'air raréfié; d'où
paralysie du cœur, impossibilité de ses contractions.

M. *Gerdy* admet que l'obstacle que l'air ren-

contre pour sortir du cœur l'oblige à passer dans
l'artère pulmonaire pour aller, par sa présence, in-
terrompre la circulation dans une étendue considérable et priver les poumons , et peut-être d'autres organes, le cœur lui-même, de la quantité de
sang voulue pour que la vie soit possible.

M. *Magendie* considère la mort comme l'effet de
la brusque cessation de la circulation par suite de
l'accumulation de l'air dans les cavités du cœur
qu'il distend et au resserrement desquelles il s'oppose.

D'après M. *Le Roy d'Étiolles*, l'air aurait trois
manières d'agir :

1° Par son influence sur le cerveau en affectant
sa sensibilité, comme le pensait *Bichat*, ou en agis-
sant sur cet organe mécaniquement ;

2° Par son influence sur le poumon en détermi-
nant un emphysème subit dans cet organe ;

3° Par son influence sur le cœur en le privant de
sang artériel.

Pour M. *Mercier*, l'air constitue un obstacle à la
circulation par le mécanisme suivant : l'air se
laisse comprimer par le cœur, mais ses cavités se
dilatant, l'air reprend son volume primitif, les remplit et empêche l'abord du sang ; il agirait aussi par
son mélange avec le sang en produisant une visco-
sité qui empêcherait la libre circulation dans les
capillaires pulmonaires.

**M.** *Marchal de Calvi* croit y voir, comme résultant du contact de l'air avec le sang veineux, un dégagement d'acide carbonique dans le cœur, et par suite une intoxication.

**M.** *Poiseuille* pense que la mort qui suit l'introduction de l'air dans les veines reconnaît pour seule et unique cause la cessation plus ou moins complète de la circulation pulmonaire. Cette cessation résulte de la pénétration dans l'artère pulmonaire d'un sang mêlé d'air, dont le passage dans les capillaires du poumon, nécessitant une pression beaucoup plus considérable que celle qu'exige le sang libre de tout mélange avec l'air, obstrue bientôt la plus grande partie des poumons. Quelle que soit l'explication, le fait est qu'il y a interruption de la circulation pulmonaire et impossibilité du retour du sang dans le cœur droit, dont les cavités sont distendues par l'air.

*Quelle est l'origine de l'air dans le système circulatoire, et quel est le mécanisme de son introduction ?*

*L'air se développe-t-il spontanément dans le sang ?*

C'était l'opinion de *Littré*, qui prétendait que l'air restait combiné avec toutes les humeurs du corps vivant, tant que celles-ci conservent leur mouvement, et s'en sépare aussitôt que la mort détermine leur stagnation.

*Bichat* disait aussi : « Le passage de l'air dans « les vaisseaux sanguins arrive quelquefois che « l'homme sans que l'infiltration de l'organe cellu- « laire ait lieu ; alors la mort est subite. »

*Magnus* attribue ce gaz à l'acide carbonique contenu dans les veines. Rien dans les faits ne démontre le dégagement spontané de gaz dans l'appareil circulatoire ; on invoque bien les pneumatoses qui s'observent chez les sujets en proie à une émotion morale vive de plaisir ou de peine. On rappelle aussi la tympanite qui se manifeste pendant les accès d'hystérie ou à l'époque de la menstruation chez certaines femmes, et celle qui a été signalée chez d'autres au début d'une grossesse. Mais de ce que des gaz se développent spontanément dans les intestins ou dans l'utérus, on ne doit pas conclure qu'ils doivent se dégager de même dans le système circulatoire.

*L'air entre-t-il par les sinus utérins ?*

*Méry* admettait que l'air atmosphérique passait en nature des ramifications bronchiques dans les veines pulmonaires.

*Berolle* pensait que l'air était introduit par absorption pulmonaire et non par pénétration à travers les ouvertures vasculaires.

M. *Giraldès* croit que la mort, dans le cas d'administration du chloroforme, a pu être causée par l'entrée de l'air dans les veines, consécutivement à une rupture des vésicules pulmonaires et au passage dans les vaisseaux sanguins de l'air qu'elles renfermaient.

Examinons si la présence de l'air dans les veines peut être expliquée par son introduction dans les sinus utérins.

*Bérard* a montré que la plupart des veines situées aux environs des ouvertures de la poitrine ont leurs parois toujours maintenues écartées, par suite de l'adhérence de leur tunique externe à des parties soit osseuses, soit fibreuses, qui ne peuvent se laisser affaisser sous la pression atmosphérique; à mesure qu'on s'éloigne de ces ouvertures, on voit les veines devenir libres par toute leur circonférence et dès lors elles cessent d'être soumises à l'action aspiratrice de la poitrine lors de la dilatation de cette cavité. On conçoit que, par suite de certaines altérations pathologiques, des veines qui, dans l'état ordinaire, cèdent à la pression atmosphérique, puissent se prêter aux phénomènes de l'aspiration si elles sont plongées au milieu de tissus solides, dans le centre desquels elles forment des canaux analogues à ceux des veines sus-hépatiques.

Ces conditions existent pour l'utérus qui offre un état analogue. La muqueuse utérine, dans l'état de vacuité, ne renferme que des capillaires très-déliés, mais, pendant la grossesse, ils subissent un développement extraordinaire. Ce développement porte sur l'ampleur des conduits et nullement sur l'épaisseur des parois : les veines utérines présentent de remarquables différences dans leur développement, suivant qu'on les examine avant ou après la puberté et surtout avant ou pendant la grossesse. C'est alors qu'il faut les étudier.

Elles ne sont pas flexueuses comme les artères, mais plus ou moins rectilignes et transversalement dirigées du plan médian vers les bords de l'organe. Leur volume, considérable pendant la grossesse, leur a fait donner le nom de sinus utérins ; cette dénomination est justifiée 1° par leur structure, qui comprend seulement la tunique interne des veines ; 3° par leur adhérence intime au tissu de l'utérus, qui leur forme une sorte de tunique musculeuse ; 2° par les dilatations ou ampoules qu'elles présentent, soit au niveau de leur communication, soit au point de réunion de plusieurs des branches qui leur donnent naissance. Les veines qui occupent les divers points des parois utérines ne présentent pas un égal développement dans le cours de la grossesse ; les plus considérables sont celles qui répondent à l'insertion du placenta.

L'adhérence des veines au parenchyme utérin rappelle une disposition analogue des vaisseaux du foie. La conséquence est la même ; c'est que la section des parois utérines, comme celle du paren-

chyme hépatique, laisse béants les vaisseaux divi-
sés. Mais la faculté contractile des parois utérines
concourt puissamment à clore ces ouvertures béan-
tes, tandis que la structure du foie ne se prête nullement au même résultat. Les communications
des veines entre elles sont si multipliées, que,
même dans l'état de vacuité, l'appareil vasculaire
veineux de l'utérus présente tous les caractères du
tissu érectile.

Avant de voir si l'air peut pénétrer de l'utérus
dans le torrent circulatoire, il faut d'abord s'assurer si l'air pénètre dans l'utérus.

1° Cette introduction peut avoir lieu dans quelques circonstances, pendant l'état de vacuité chez
les femmes dont les parties génitales ont une certaine amplitude.

2° Après l'accouchement, l'état béant du vagin et
de la vulve, qui ne sont pas encore revenus à leurs
dimensions normales, rend ce phénomène plus facile.

*L'air arrivé dans l'utérus peut-il continuer sa
route ?*

« M. Barry, l'un des premiers, sinon le premier,
« a démontré qu'à chaque mouvement d'inspira-
« tion de la poitrine, la pression atmosphérique
« agit autant sur le sang qui remplit les veines que
« sur la colonne d'air qui se trouve dans la tra-
« chée, puisque le vide tend à se faire dans les ca-

« vités du cœur et les gros troncs veineux qui s'y
« rendent, tout aussi bien que dans les poumons ;
« or, cette pression a pour effet de précipiter dans
« la poitrine le sang qui se trouve dans le système
« veineux à chaque fois que cette cavité se dilate.
« Cependant M. Barry est allé trop loin en affir-
« mant que l'effet de l'aspiration exercée par les
« mouvements respiratoires s'étend à tout le sys-
« tème veineux. M. Poiseuille veut que ce phéno-
« mène n'ait lieu qu'à une petite distance de la poi-
« trine, car au delà les parois des veines sont trop
« rapprochées pour permettre le mouvement d'as-
« piration. » (*Compendium de chirurgie.*)

« J'ai pensé, dit M. Amussat, qu'on pourrait
« peut-être expliquer le phénomène de l'introduc-
« tion de l'air dans les veines de l'utérus par le
« même mécanisme que pour les régions dange-
« reuses, c'est-à-dire par les mouvements aspira-
« toires qui se font sentir jusque sur l'utérus par le
« flux et le reflux des intestins ; on conçoit dès
« lors que si l'utérus n'est pas revenu sur lui-
« même, comme une bouteille de caoutchouc
« vide, et que les vaisseaux de ses parois soient en-
« core béants, on conçoit que l'aspiration de l'air
« peut avoir lieu comme au cou et dans la région
« dangereuse, sans doute moins fortement ; mais dès
« qu'une bulle d'air est entrée, on comprend qu'un
« grand nombre d'autres peuvent pénétrer rapide-

« ment et produire les mêmes phénomènes qu'au
« cou. »

L'aspiration de la poitrine peut, il est vrai,
exercer son effet presque complétement sur les gros
troncs veineux voisins , mais on sait que déjà les
veines sous-cutanées s'affaissent. Or, les veines de
l'utérus sont bien éloignées de la poitrine ; il y a
toute une grande cavité, assez souple pour céder à la
pression de l'air, qui les sépare de l'action directe
de la poitrine. Quant à leur rectitude et à leur impossibilité de revenir sur elles-mêmes , ces conditions peuvent avoir de l'influence sur la résorption
putride, mais non sur l'entrée de l'air dans les veines,
parce que les parois du ventre sont assez molles
après cette grande distension pour se laisser affaisser
à la moindre inspiration. On constate aisément, du
reste, cette facile dépression des parois abdominales après l'accouchement, lorsque, pour s'op-
poser à une hémorrhagie, on comprime l'aorte.
Cherchons si nous trouvons d'autres faits à l'appui de cette doctrine de l'entrée de l'air dans les
veines.

« La respiration est toujours modifiée par les
« phénomènes de l'introduction de l'air dans les
« veines ; elle s'accélère considérablement et de-
« vient trois ou quatre fois plus fréquente que dans
« l'état normal, enfin, lorsque les effets de l'intro-
« duction de l'air sont très-prononcés, l'animal

« paraît en proie à une vive souffrance ; il s'agite,
« il chancelle et tombe. » (*Compendium de chirurgie.*)

« Dans les expériences sur les animaux vivants,
« si la pénétration de l'air n'a jamais amené une
« mort immédiate, c'est parce que son introduction
« se fait d'une manière intermittente et en petite
« quantité chaque fois. Ce n'est qu'au bout d'un
« certain nombre d'aspirations que l'air est intro-
« duit par les veines, que les animaux s'agitent,
« deviennent anxieux. Si l'on continue l'expérience,
« la respiration se précipite de plus en plus, et si la
« pénétration de l'air continue, la mort a lieu avec
« ou sans mouvements convulsifs. Et si au bout de
« peu de temps on met fin à l'expérience, l'animal
« ne tarde pas à se remettre parfaitement. D'où je
« conclus qu'il est infiniment probable que la pé-
« nétration de l'air dans les veines a dû avoir lieu
« un grand nombre de fois chez l'homme sans que
« cette pénétration ait été soupçonnée ; que cer-
« tains états de syncope, extraordinaires par leur
« durée et quelquefois suivis de mort, peuvent
« être rapportés à cette cause. » (CRUVEILHIER.)

Voici maintenant une citation puisée dans l'ouvrage de M. Cazeaux, que M. Dehous regarde
comme favorable à la doctrine de l'entrée de l'air
dans les veines.

« Ce n'est pas toujours immédiatement après la

« délivrance que se présente ce singulier état, par-
« fois il s'écoule un temps assez long pendant lequel
« la malade dit être très-bien ; puis tout à coup elle
« se plaint d'une faiblesse inaccoutumée , s'écrie
« qu'elle va au plus mal, et ne peut cependant indi-
« quer quelle est la cause de son état. Du côté du
« ventre, rien de particulier , aucune trace d'hé-
« morrhagie , *l'utérus est bien rétracté* et pourtant
« le mal s'aggrave, le pouls faiblit, la face pâlit ,
« prend un aspect cadavéreux, et la malade est
« dans un état de débilité telle, qu'elle ne peut
« exprimer ses sensations que par un gémis-
« sement. Tout à coup elle éprouve un senti-
« ment de constriction violente à la poitrine et
« expire avant qu'on ait rien pu faire pour la
« soulager. »

Je crois que ces exemples ne prouvent pas plus
que l'examen anatomique, ou les expériences physio-
logiques, la possibilité de la mort par l'entrée de l'air
dans les veines : les symptômes qu'on attribue à cet
accident diffèrent bien peu de ceux qui se montrent
dans d'autres causes de mort. La conclusion de
M. Cruveilhier, qui peut s'appliquer à d'autres cas,
ne peut ici être justifiée, car elle ne l'est qu'à la
condition qu'une grande quantité d'air ait été introduite, et enfin dans l'hypothèse de M. Cazeaux, nous voyons que l'utérus était revenu sur
lui-même, tandis qu'il faut tout le contraire pour

permettre l'entrée de l'air à travers les sinus utérins.

Peut-être l'anatomie pathologique sera-t-elle plus concluante. Nous trouvons dans le *Traité d'anatomie pathologique* de M. Cruveilhier le résumé suivant des observations faites à ce sujet sur l'homme :

« Distension de l'oreillette droite seule, ou bien « de l'oreillette et du ventricule droits ; toutes les « veines contenant de l'air dont les bulles inter- « rompent la colonne de sang ; quantité considé- « rable d'air dans les artères pulmonaires et leurs « divisions ; suivant plusieurs observateurs, pré- « sence de l'air dans l'aorte et dans ses divisions. »

Mais les autopsies ont rarement démontré la présence de l'air en quantité considérable dans les artères pulmonaires, et la distension de l'oreillette et du ventricule n'a été observée qu'un petit nombre de fois.

Enfin il est un autre mode d'introduction de l'air dans les veines, c'est par suite de l'emphysème pulmonaire. Cette affection est regardée comme pouvant être rangée parmi les nombreuses causes de mort subite. On en rencontre des exemples dans les auteurs, et parmi ceux qui se sont occupés spécialement de cette question, nous citerons M. Piédagnel.

On trouve à l'autopsie des traces de déchirure

des cellules pulmonaires, qui forment alors de
grandes cavités. Le système sanguin renferme de
l'air tant dans le cœur que dans les vaisseaux du
cerveau. M. Piédagnel conclut que la mort est
alors le résultat du passage de l'air du poumon dans
les vaisseaux, et de son action délétère sur le cerveau.

Méry pensait aussi que l'air atmosphérique pouvait passer en nature des ramifications bronchiques
dans les veines pulmonaires, et de là dans les artères sans se mêler intimement au sang.

Enfin, nous avons cité l'opinion de Bichat
qui admet que le passage de l'air dans les vaisseaux
sanguins se fait quelquefois sans que l'infiltration
de l'organe cellulaire ait lieu.

*En résumé*, nous croyons que les observations
sont peu concluantes, que les raisonnements tirés
de l'anatomie descriptive, de la physiologie, de la
pathologie, ne sont pas assez justifiés pour entraî-
ner une conviction.

Nous devons donc rester sur la réserve et n'ac-
cueillir les faits de mort par introduction de l'air
dans les veines qu'après un mûr examen.

Nous ne pouvons voir, dans la plupart des observations publiées, que l'explication forcée d'un
fait qui, sans être ordinaire, n'est cependant rien
moins qu'inconciliable avec ce que nous savons de
la présence normale des gaz dans le sang.

Voici l'opinion de M. Mac-Clintock sur cette question. Elle est importante à connaître parce qu'il était d'abord porté à admettre la possibilité du fait, et que plus tard il est revenu à d'autres idées.

« L'intensité des symptômes qui se produisent
« dans les cas de pénétration de l'air dans les veines
« utérines paraît dépendre, comme en beaucoup
« d'autres cas, de la quantité de l'air et des condi-
« tion sparticulières dans lesquelles se trouvent les
« malades. La mort peut survenir en quelques in-
« stants par suite de la distension rapide de l'oreil-
« lette droite par l'air, et de son inaptitude à se
« contracter. Ce premier danger passé, la mort
« peut survenir un peu plus tard par asphyxie et
« par suite de l'augmentation graduelle de l'ob-
« struction pulmonaire. M. Cormack a rapporté,
« à l'appui de cette opinion, sept cas dans lesquels
« la mort semble avoir été plus ou moins directe-
« ment occasionnée par le passage de l'air dans le
« système circulatoire, à travers les veines uté-
« rines. »

« Ces cas me paraissent former un corps, un
« ensemble bien difficile à réfuter... » Plus loin, M. Mac-Clintock n'est plus aussi approbateur de cette thèse..... « Relativement à cette dernière
« cause (la pénétration de l'air dans le système circu-
« latoire à travers les veines utérines), il me semble

« pourtant qu'il y a quelques réserves à faire. Avant
« de regarder la simple présence de l'air dans le
« cœur et dans la veine cave, comme la preuve de
« la pénétration de l'air dans les sinus utérins , et
« comme la cause de la mort, il faudrait d'abord
« savoir si l'air ne peut pas être rencontré dans
« ces mêmes points sans qu'on puisse lui rapporter
« la mort du sujet. Or, je tiens de M. Henri Ken-
« nedy que, dans plusieurs autopsies, il a trouvé de
« l'air dans le cœur et dans les veines caves, sans
« qu'on pût établir de connexion entre ce phéno-
« mène et la production de la mort. D'un autre
« côté , M. Devergie a noté le développement de
« gaz dans les artères et dans les veines, comme un
« produit de putréfaction commençante ; et, comme
« on le sait, M. Ollivier d'Angers a fait connaître
« quelques faits dans lesquels la génération spon-
« tanée de gaz dans le système circulatoire et son
« accumulation dans les cavités droites du cœur
« auraient été, suivant lui, la cause de la mort. Plus
« récemment, M. Durand-Fardel a communiqué à
« l'Académie de médecine un fait du même genre.
« Il suit de là que, sans qu'on puisse nier d'une ma-
« nière absolue la possibilité de la mort subite par
« suite de l'introduction de l'air dans les sinus
« utérins, les faits sur lesquels M. Cormack a voulu
« baser sa théorie ne reposent pas sur des bases ir-
« réfragables, et que, dans l'état actuel de nos con-

« naissances, il faut poser en principe que, par
« elle-même, la présence de l'air dans le cœur d'une
« femme morte subitement dans l'état puerpéral ne
« saurait être considérée comme preuve suffisante
« de la pénétration de l'air dans les veines. »

# DEUXIÈME PARTIE



---

Dans cette deuxième classe de morts subites nous trouvons :

1° *La congestion pulmonaire ;*

2° *L'apoplexie pulmonaire ;*

3° *L'asphyxie par écume bronchique ;*

4° *L'emphysème pulmonaire ;*

5° *L'inflammation des poumons.*

Si l'on veut étudier le mécanisme suivant, dans lequel se reproduisent les morts subites par suite de lésions des organes de la respiration, on verra qu'elles reconnaissent une cause première dans les lésions des organes de la circulation ou de l'innervation ; que la lésion des organes de la respiration ne joue dans la production de la mort qu'un rôle en quelque sorte secondaire et, qu'il faut remonter, pour expliquer l'événement fatal, à un point de départ qui aurait son siége soit dans le cœur, soit dans le cerveau.

Ainsi, que les mouvements du cœur deviennent, par une cause quelconque, plus forts et plus fréquents qu'à l'ordinaire, le sang se portera en plus grande quantité vers le poumon. D'un autre côté, la structure particulière de celui-ci, tout en favorisant le cours du fluide qui doit le traverser dans l'état naturel, en rendra dès lors la stase dans son tissu beaucoup plus facile. De là l'engorgement de tous les vaisseaux sanguins, et les conséquences qui peuvent en résulter.

Pareil effet arriverait si le sang, au lieu d'affluer au poumon en plus grande quantité que de coutume, rencontrait quelque obstacle à son retour, vers les cavités gauches du cœur. Ainsi, qu'une syncope survienne et se prolonge un peu de temps, aussitôt il se produit une coagulation du sang dans les veines pulmonaires, et, par suite, une stase sanguine dans le poumon.

On voit donc que les lésions du cerveau ou du cœur peuvent, dans certains cas, suffire pour expliquer la production de la *congestion simple* ou *engouement*, de la *congestion avec déchirure du tissu pulmonaire* ou *apoplexie*, ou enfin de la *congestion inflammatoire*.

« Enfin, il est une autre cause fréquente de mort
« subite, c'est celle qui, dans beaucoup de cas où il
« existe des altérations pathologiques graves, vient,
« en quelque sorte, faire déborder le vase et

« jouer le principal rôle dans la production de
« cette terminaison si inattendue ; c'est cet état
« morbide appelé *asphyxie par écume bronchique*.
« La lecture attentive des observations dans les-
« quelles la mort est rapportée tantôt à une con-
« gestion pulmonaire ou cérébrale, tantôt à une
« syncope, nous a montré que, dans un grand nom-
« bre de cas, la présence de l'écume brochique a
« hâté le moment fatal. » (ARAN.)

La sécrétion bronchique augmente d'ailleurs,
dans certains cas, avec une telle rapidité qu'elle
peut très-promptement faire mourir. Mais comme
elle est toujours accompagnée d'autres lésions, il
est souvent difficile d'attribuer la mort à l'une ou
à l'autre de ces lésions ; il est, je crois, plus simple
d'admettre qu'elle a été le resultat de la réunion
de ces différentes lésions.

Les observations qui suivent démontrent la vérité des réflexions que nous venons de faire.


### 48ᵉ Observation.

*Congestion pulmonaire avec écume bronchique.* — Catherine Guillemot, âgée de 23 ans, marchande de fruits,
entre à la Maternité le 1ᵉʳ novembre 1846, enceinte de sept
mois environ. — Teinte bistrée de la muqueuse labiale,
légère cyanose des extrémités supérieures ; c'est là un
état habituel chez cette femme. Du reste, bonne conformation et bonne santé habituelle. Deux grossesses anté-

rieures suivies d'accouchements très-heureux. A cause de la fatigue et d'une bronchite, Catherine est placée à l'infirmerie des femmes enceintes; elle y reste pendant tout le mois de novembre; à la fin de ce mois, nouvelle bronchite qui comme la première cède facilement. Cette femme était habituellement triste et peu communicative. Le 4 décembre, à 8 heures du matin, M. Campbell la vit pour la dernière fois: son état était très-satisfaisant; le soir, elle était assise, causant avec ses compagnes, dans l'infirmerie, occupée à travailler et elle paraissait moins triste que de coutume; lorsque tout à coup elle s'écria : « Tenez, entendez-vous comme ça fait dans mon ventre?» Puis elle roula de sa chaise à terre, accroupie sur elle-même, et ne proféra plus une parole. Deux ou trois soupirs profonds, un peu de salive spumeuse à la bouche, et la mort arrive malgré les soins empressés et intelligents que cette femme reçoit. Ici M. Campbell, après avoir énuméré les signes qui lui indiquaient d'une manière certaine la mort de cette femme, pratiqua sur le cadavre l'opération césarienne pour sauver l'enfant qu'il réussit à retirer vivant; aujourd'hui cet enfant est âgé de sept ans (en 1855, époque où l'observation a été publiée).

*Autopsie,* 24 heures après la mort, en présence de M. Danyau et de madame Charrier, sage-femme en chef de la Maternité. Rien de particulier dans les organes de l'abdomen.

*Thorax.* — Cœur volumineux; hypertrophie du ventricule gauche.

L'oreillette droite, ainsi que l'auricule correspondant, sont énormément distendus par du sang noir coagulé; l'oreillette gauche est distendue, mais beaucoup moins que la droite, dont la cavité est bien plus grande qu'à l'état normal.

Les veines caves supérieure et inférieure sont fortement distendues. La membrane du trou de Botal est d'un blanc jaune; elle est mince et comme éraillée par endroits; en haut cette membrane ne ferme pas le trou de Botal. En cet endroit il existe un orifice en forme de croissant, parfaitement visible, sans qu'on ait besoin de tendre les parois de la fosse ovale. Les deux oreillettes communiquent donc largement ensemble; le poumon droit offre des traces d'anciennes adhérences pleurales; le tissu de ce poumon n'est pas très-gorgé de sang, bien qu'il présente une congestion manifeste; mucosités bronchiques assez abondantes; le tissu du poumon gauche offre une coloration rouge noir; il est cependant crépitant et léger; un liquide spumeux et sanguinolent s'écoule de chaque incision; il y a eu là évidemment une congestion pulmonaire intense dont les traces seules sont restées. Le péricarde renferme environ une cuillerée de liquide séreux. Rien de particulier pour le cerveau et ses enveloppes.

(CAMPBELL, *Thèse pour le doctorat*, 1849.)

### 49ᵉ Observation.

*Congestion pulmonaire. Mort, pendant le travail.* — Madame X...., âgée de 21 ans, primipare, d'une taille petite, mais bien conformée, d'un tempérament nerveux-sanguin, d'un caractère vif et impressionnable, menstruée régulièrement et abondamment, n'a eu d'autre maladie grave, qu'il y a dix-huit mois une pleurésie double. Elle s'est mariée le 23 avril 1852 et est devenue enceinte vers la fin du mois de juin suivant. Pendant sa grossesse elle n'a éprouvé aucune espèce de malaise jusqu'au 24 février 1853, époque à laquelle elle a été prise d'embarras gastrique avec fièvre au début, diarrhée et contractions utérines vagues qui ont fait croire à un commencement de travail. Des cataplasmes et des lavements émollients et laudanisés, un laxatif avec 15 grammes d'huile de ricin, une alimentation légère firent cesser ces accidents, qui, cependant, et par suite de quelques écarts de régime, se renouvelèrent avec une plus grande intensité le 6 mars.

Arrivée à terme le 21 mars, elle éprouva vers une heure du matin quelques légers malaises, qui augmentèrent à 6 heures. A 7 heures les douleurs du travail étaient devenues manifestes. Je me rendis à 8 heures auprès de madame X..., et la trouvai heureuse de voir la fin de cette grossesse. Les douleurs étaient assez vives, mais courtes et séparées par des intervalles de quatre à cinq minutes au plus. Le col était effacé, l'orifice clos, ses bords serrés en forme de nœud de bourse et encore épais. Le sommet se présentait en partie engagé avec le segment inférieur de l'utérus qu'il poussait au-devant de lui dans l'excavation. J'engageai madame X.... à prendre un lavement, lui permis un peu de potage et me retirai en annonçant un commencement de travail et une présentation favorable du fœtus.

Je revins à 1 heure; les douleurs étaient devenues plus fréquentes; il y avait eu une garde-robe abondante, mais ni écoulement de sang ni d'eaux. Je constatai que les douleurs très-rapprochées (à une minute et demie ou deux minutes d'intervalle), assez pénibles, s'accompagnaient d'une certaine agitation nerveuse; les bords de l'orifice, notablement amincis, étaient légèrement tendus, et si peu dilatés encore, qu'ils permettaient à peine l'introduction de l'extrémité de l'index. Le sommet s'était plus profondément engagé dans l'excavation avec le segment inférieur de l'utérus, par suite des efforts expulsifs;

enfin l'auscultation me permettait d'entendre les mouvements du cœur fœtal, vers la partie inférieure et gauche de l'utérus, ce qui me fit diagnostiquer une position occipito-iliaque gauche antérieure. On ne percevait aucun bruit dans les autres régions. C'est seulement d'après les questions que je lui adressai, que madame X... accusa un peu de céphalalgie. Quant au pouls, il était plus fréquent qu'à l'état normal.

Dans le but de ramener plus de calme, de régulariser les douleurs, et de faire cesser leur tendance expulsive prématurée, je recommandai le repos horizontal, l'abstention de tout effort et fis soutenir l'hypogastre, soit à l'aide d'une serviette placée en ceinture, soit à l'aide de la main, et je prescrivis aussi un grand bain d'eau de son, à une température douce et aussi longtemps supporté que possible. J'ajoutai que si, quelque temps après la sortie du bain, l'agitation et les douleurs utérines se renouvelaient, il y aurait lieu de donner un quart de lavement additionné de 5 à 6 gouttes de laudanum de Sydenham.

Quelque temps après avoir été plongée dans le bain, dont la température (je m'en étais assuré moi-même) n'était que de 25 à 26° R., madame X... éprouva du bien-être, l'agitation diminua, les douleurs s'éloignèrent et semblèrent se régulariser. Je la quittai alors, il était deux heures. Le bain fut supporté pendant une heure et demie, et, un peu avant d'en sortir, la malade prit deux ou trois cuillerées de bouillon. Il y avait 15 à 20 minutes que la garde-malade avait aidé madame X... à se replacer dans son lit, lorsque voyant reparaître un certain degré d'agitation, elle administra le quart de lavement prescrit, et dans lequel elle affirma n'avoir mis que six gouttes de laudanum liquide de Sydenham. Je revins un quart d'heure après, c'est-à-dire vers 4 heures, et trouvai madame X...

très-agitée; ses douleurs étaient moins rapprochées que le matin, se faisaient sentir vers le pubis et le sacrum, mais n'étaient plus expulsives : il y avait seulement quelques envies d'évacuer qu'on ne pouvait satisfaire; enfin un peu de sang commençait à tacher le linge. Quelque temps après je remarquai chez la malade cette sorte de somnolence ordinaire à beaucoup de femmes en travail, puis l'apparition de plusieurs autres taches sanguines et de deux vomissements bilieux, qui vinrent me confirmer dans l'opinion que le travail marchait et que la dilatation s'opérait d'une manière plus efficace; ce dont je ne voulus pas m'assurer alors par le toucher, dans la crainte de réveiller l'irritation nerveuse. Afin même de laisser à madame X... tout le calme de l'isolement, je me retirai avec la famille dans le salon voisin, laissant la garde-malade seule avec elle.

Je venais d'annoncer aux parents que, malgré sa lenteur, le travail marchait plus régulièrement, mais que, selon toute probabilité, l'accouchement ne pourrait être terminé avant le milieu de la nuit; et je me disposais à partir, lorsque, un peu avant cinq heures, je fus appelé en toute hâte auprès de madame X.....; elle venait, me dit-on, d'être prise d'une pâleur extrême avec perte de connaissance, et s'était affaissée sans avoir poussé un seul cri, sans avoir fait un seul mouvement ni exprimé la moindre souffrance.

Je trouve effectivement madame X....., couchée sur le côté gauche, sans mouvement, avec résolution complète des membres; le visage offre des alternatives de pâleur et de congestion avec teinte plutôt violette que rouge; les lèvres deviennent bouffies et violacées; les paupières et le globe de l'œil sont immobiles; les pupilles, modérément dilatées, sont insensibles à la lumière d'une bougie. Le pouls a disparu aux deux radiales, mais les battements du cœur, quoique affaiblis et plus lents, sont encore perceptibles et sans bruits anormaux. La respiration est moins fréquente, haute, incomplète et stertoreuse; à l'auscultation, l'expansion pulmonaire est plus obscure et accompagnée de râles sous-crépitants en avant et à droite de la poitrine, seul côté qui soit à ma portée.

Constater rapidement tous ces phénomènes, ouvrir les fenêtres, user de tous les excitants à ma portée (aspersions d'eau froide, friction soit avec le vinaigre ou avec la main seule sur les tempes, le cou, la poitrine, etc.); écrire rapidement une ordonnance pour me procurer de l'ammoniaque, de l'éther, de la farine de moutarde; envoyer chercher M. Jolly, médecin et ami de la famille; apprêter ce qu'il faut pour une saignée, placer une ligature à chaque bras et ouvrir successivement deux veines, une à droite, une à gauche, sans obtenir plus que quelques gouttes de sang: tout est l'affaire de peu d'instants, pendant lesquels madame X... rend le dernier soupir. Depuis le moment où elle avait pâli et s'était affaissée, jusqu'à celui où elle expira, il ne s'était guère écoulé plus de cinq à six minutes.

Aussitôt après, je reportai mon attention vers l'enfant. Après avoir placé le corps dans une situation convenable, j'auscultai avec toute l'attention possible, surtout dans les régions où, peu d'heures auparavant, j'avais entendu distinctement les battements du cœur fœtal. Il ne me fut plus possible de discerner aucun bruit. En voyant la violence et la soudaineté de la mort de la mère, dont la circulation s'était subitement arrêtée, je ne doutai pas que l'enfant n'eût été foudroyé au même moment. Il était donc inutile de songer à son extraction, soit par les voies naturelles, la dilatation de l'orifice étant encore trop peu avancée, soit par la gastro-hystérotomie, opération pour laquelle je n'avais d'ailleurs auprès de moi aucun confrère, aucune personne expérimentée, qui pût en même temps me servir d'aide et de témoin dans cette circonstance critique, où la famille ne voulait pas croire à une mort aussi inopinée.

L'autopsie fut faite quarante-deux heures après la mort, en présence de M. le professeur Laugier et des docteurs A. Danyau, Jolly et Laurès. Le cadavre offre déjà les traces d'une décomposition avancée et conserve un reste de chaleur vers les parties couvertes, malgré le peu d'élévation de la température extérieure (3 à 4° R). Les parties latérales du visage et du cou, la région supérieure de la poitrine, le ventre et les extrémités inférieures du corps, sont le siége de vergetures nombreuses d'une couleur violette foncée, l'abdomen est développé par des gaz intestinaux ; depuis la mort, du sang à demi coagulé s'est échappé par le nez et la bouche. Les articulations et les muscles offrent la raideur caractéristique. Les parois du thorax et de l'abdomen étant ouvertes, on remarque tout d'abord une teinte générale un peu sombre et violacée répandue sur les viscères. Une assez grande quantité de gaz s'échappe de la cavité abdominale.

*Thorax.* — La cavité du péricarde contient environ deux cuillerées d'une sérosité sanguinolente et n'offre d'ailleurs rien de particulier à noter.

Le *cœur* est peu volumineux ; il est flasque, la consistance de son tissu est molle. Des ponctions pratiquées sous l'eau à travers les parois des cavités droite et gauche laissent échapper quatre à cinq petites bulles d'air, résultat probable de la décomposition cadavérique. Ces cavités ouvertes ne présentent d'autre altération qu'une coloration lie de vin des valvules auriculo-ventriculaires. Elles ne contiennent, du reste, ni sang, ni caillots, et leurs parois musculaires ont une teinte plus sombre qu'à l'éta normal.

*Poumons.* — Ces deux organes ont, dans la plus grande partie de leur surface externe, contracté des adhérences avec les parois thoraciques à l'aide de fausses membranes étendues et résistantes, traces évidentes d'une ancienne pleurésie double. Entre ces fausses membranes, il y a une médiocre quantité de sérosité sanguinolente.

La coloration de la surface externe des deux poumons est brune foncée, au lieu d'être grise rosée; leur pesanteur spécifique s'est notamment accrue; mais leur volume est évidemment moindre qu'à l'état normal, leur texture semble plus dense, plus serrée. Après avoir pratiqué plusieurs coupes sur ces organes, on est frappé de la couleur rouge noirâtre très-prononcée et générale que présente leur parenchyme, dont la densité, en outre, a tellement augmenté que la pression exercée par les doigts ne détermine plus qu'une crépitation très-obscure, presque nulle, excepté vers quelques points situés aux environs des grosses bronches. Cependant un morceau de ce parenchyme placé dans un vase rempli d'eau surnage, mais avec peine. De toutes les surfaces incisées, cette même pression ne fait suinter que du sang liquide ou coagulé et non spumeux, lequel semble s'être extravasé sous forme de très-petits foyers disséminés à l'infini dans toutes les mailles du tissu pulmonaire. On ne remarque aucun foyer d'un volume un peu important, aucune cavité distincte, aucun noyau d'induration ou d'hépatisation. L'organe tout entier est comme splénifié et le siége d'une congestion sanguine générale avec épanchement. La décomposition cadavérique n'entre pour rien dans cette lésion, car les parties les plus déclives ne présentent pas de différence bien sensible de coloration ou de consistance avec les plus superficielles. Sur la teinte noirâtre générale, on voit seulement ressortir çà et là la couleur opaline un peu plus claire des grosses ramifications bronchiques et des vaisseaux pulmonaires. Enfin rien n'indique la préexistence d'une lésion antérieure au raptus hémorrhagique dont il s'agit. Un seul petit ganglion induré et contenant une substance crétacée se voit au dehors du poumon, vers la racine des bronches du côté droit.

*Abdomen.* — La cavité du péritoine contient, outre les gaz signalés plus haut, une assez grande quantité de sérosité rougeâtre. On n'y remarque aucune altération particulière.

L'utérus, développé comme au terme de la grossesse, ne présente aucune lésion ni rien à signaler. Une incision pratiquée sur la ligne médiane tombe précisément sur le placenta, inséré à toute la face antérieure de la cavité utérine (circonstance qui eût été fâcheuse pour le fœtus, si l'on avait dû pratiquer l'opération césarienne). L'enfant, du sexe féminin, est assez fort, bien constitué, et se présente en première position du sommet, ainsi que cela avait été constaté pendant le travail de l'accouchement. La tête est déjà assez profondément engagée dans l'excavation du bassin; la surface du corps est pâle. La cavité de l'amnios contient une quantité assez abondante de liquide mélangé avec beaucoup de méconium ; circonstance qui vient s'ajouter aux preuves de la mort du fœtus au même moment que celle de la mère.

Les intestins distendus par des gaz ne sont pas ouverts. Le foie ne présente rien d'anormal. La rate est volumineuse, noirâtre et gorgée de sang.

L'altération évidente et profonde signalée dans les deux poumons étant plus que suffisante pour expliquer la cause de la mort, on s'abstient d'examiner les autres vis-cères. Je transcris ici la conclusion qui fut adoptée d'un commun accord. Il résulte évidemment de tous les faits ci-dessus énoncés que la mort, si soudaine et si imprévue de Mᵐᵉ X..., a eu pour cause directe et non équivoque la congestion subite avec extravasation immédiate du sang, dans toute l'étendue des deux poumons, sorte d'apoplexie foudroyante qui a dû déterminer instantanément la mort par une véritable asphyxie, que rien ne pouvait faire pré-voir, que rien ne pouvait conjurer. Telle est du moins la conclusion unanime que les médecins soussignés se sont crus fondés à tirer de la constatation, du rapprochement et de l'appréciation des faits que nous venons de rap-porter.                                          (C. DEVILLIERS.)

### 50ᵉ Observation.

*Congestion pulmonaire. Mort subite pendant le travail.* —Une femme de 31 ans, primipare, avait été atteinte, vers le deuxième mois de sa grossesse, d'une hémiplégie, à la suite de laquelle elle était restée privée du mouvement et du sentiment dans toute la moitié gauche du corps. Des saignées, des sangsues et d'autres moyens mis en usage remédièrent à cet accident, de telle sorte qu'à l'époque de son entrée à la Clinique, au septième mois de sa gros-sesse, elle avait recouvré en grande partie le mouvement et la sensibilité; la commissure gauche des lèvres restait seule un peu déviée. Quelques jours après, vers 4 heures du matin, sans cause connue, sans symptômes précurseurs, la malade fut prise d'un accès de suffocation qui dura jusqu'à la mort, laquelle eut lieu à 7 heures du matin. Pendant ces trois heures, il y avait eu un commencement de travail; on arriva trop tard pour chercher à sauver l'enfant.

A l'*autopsie,* on trouva un peu de sérosité dans la cavité crânienne et un ramollissement notable, mais ancien, du corps strié droit; substance cérébrale saine d'ailleurs; rien dans le péricarde. Le cœur offrait un endurcissement cartilagineux avec concrétion osseuse de la valvule auriculo-ventriculaire gauche; l'oreillette du même côté distendue par un caillot sanguin. La cavité des deux plèvres se trouvait remplie par une quantité considérable de sérosité limpide. Le sommet du poumon droit était œdémateux, imperméable à l'air, résistant sous le doigt; au bord antérieur du lobe inférieur de ce même poumon existait un foyer apoplectique du volume d'une grosse noix. Le sommet du poumon gauche offrait la même infiltration séreuse et la même imperméabilité, mais dans une étendue plus considérable et de l'hépatisation rouge dans le lobe inférieur. Les autres organes ne présentaient rien de particulier à noter.

### 51ᵉ Observation.

*Congestion pulmonaire., Mort subite pendant la grossesse,* (Docteur William ROBINS.)—Une femme de 19 ans, mariée depuis deux mois et demi, d'une santé habituellement bonne, à l'exception de quelques vomissements et d'un peu de gonflement de la jambe droite, soupa avec appétit dans la soirée du 30 décembre 1845, et ajouta à une tasse de thé quelques gouttes d'eau-de-vie pour faire disparaître un peu de faiblesse qu'elle ressentait. En se couchant, elle prit deux pilules purgatives, qui déterminèrent pendant la nuit plusieurs évacuations. A 5 heures du matin, son mari fut éveillé par la chute qu'elle fit du bord de son lit sur le carreau ; on la releva ; elle était très-pâle ; elle dit qu'elle se sentait très-mal, demanda un verre d'eau qu'elle ne put avaler ; et, après trois grandes inspirations, elle rendit le dernier soupir.

M. Robins, qui fut appelé immédiatement, la trouva couchée sur le dos, les bras étendus le long du corps, les paupières entr'ouvertes, les pupilles peu dilatées, les lèvres un peu gonflées ou bleuâtres avec un peu d'écume à la bouche ; aucune trace de violence ni de poison.

*L'autopsie* fut faite avec le plus grand soin ; la peau de la partie antérieure du corps était très-pâle ; celle de la partie postérieure fortement colorée ; beaucoup de graisse ; les muscles rouges et bien développés ; l'abdomen contenait environ une pinte de sérosité fluide ; mais à cela près tout y était à l'état normal ; de même dans la cavité thoracique ; 90 grammes de sérosité dans les cavités de la plèvre, et près de 30 grammes dans le péricarde ; le cœur mou et d'un petit volume ; un peu de sang fluide et noir dans les cavités droites ; les cavités gauches complétement vides ; les poumons gorgés de sang noir, mais sans autre altération. L'estomac renfermait 30 grammes d'un liquide un peu épais et rougeâtre, que l'on mit de côté avec soin pour être examiné. La membrane muqueuse, dans une grande étendue de la petite courbure, et des faces antérieure et postérieure, était d'un rouge foncé ; le duodénum et la première portion de l'intestin grêle paraissaient congestionnés ; la rate, le foie, gorgés de sang ; les reins et surtout le rein droit, fortement injectés ; l'utérus contenait un fœtus qui paraissait bien près du 9e mois. En ouvrant le crâne, on donna issue à 30 grammes d'un sang noir et liquide ; les veines de la dure-mère étaient congestionnées et la substance cérébrale piquetée ; le pharynx et l'œsophage n'offraient rien de particulier ; la trachée et les bronches contenaient un peu de mucus écumeux ; le sang était partout noir et fluide ; les vaisseaux ne renfermaient pas de gaz. Le liquide contenu dans l'estomac, et une partie des organes digestifs, furent soumis à l'analyse chimique, qui ne montra aucune trace de poison.

Il est incontestable que, dans ce cas, la mort a eu lieu par suite de la congestion pulmonaire ; par conséquent, nous n'attachons que peu d'importance à l'altération de l'estomac sur laquelle l'auteur de l'observation a beaucoup insisté ; il nous semble qu'elle s'explique clairement par l'ingestion des pilules purgatives qui avait eu lieu quelques heures auparavant ; si l'on consulte les auteurs qui ont écrit sur la médecine légale, et en particulier M. Devergie, on verra que la mort subite par congestion pulmonaire s'observe le plus souvent chez des hommes, à la suite d'excès de boissons, et surtout chez des sujets de l'âge de quarante à soixante-dix ans. Une mort subite, chez une jeune fille de dix-neuf ans, qui ne faisait pas usage de liqueurs fortes, est donc une chose remarquable. Mais une circonstance particulière lui donne encore plus d'importance ; c'est la coïncidence de la grossesse. M. Chevalier a publié dans le premier volume des *Medico-Chirurgical Transactions*, deux observations qui ont beaucoup de rapport avec la précédente. La première est relative à une jeune femme enceinte, qui, pendant qu'elle causait avec son mari, se sentit prise de faiblesse et désira se coucher; elle parut s'endormir et, vingt minutes après, on la trouva morte. On ne trouva à l'autopsie, d'autre altération qu'une flaccidité excessive du cœur et une vacuité complète de toutes ses cavités.

La deuxième observation a rapport à une dame qui mourut subitement peu de temps après avoir accouché de deux jumeaux. Morgagni a publié un fait analogue. Il semblerait donc que l'état de grossesse, ou les modifications qui suivent l'accouchement, seraient susceptibles d'apporter à la circulation pulmonaire (dans des circonstances qu'il est au surplus difficile d'apprécier) des obstacles tels que la mort subite peut en être la conséquence.

# TROISIÈME PARTIE

MORTS SUBITES PAR LÉSIONS DU SYSTÈME NERVEUX.

---

Dans cette troisième série de causes de morts subites nous trouvons :

1° *L'apoplexie cérébrale ;*

2° *L'apoplexie de la moelle épinière ;*

3° *L'éclampsie ;*

4° *L'ébranlement ou épuisement nerveux ;*

5° *Les impressions morales vives.*

---

## CHAPITRE PREMIER.

### APOPLEXIE CÉRÉBRALE.

#### 52<sup>e</sup> Observation.

*Congestion et hémorraghie cérébrales. Mort pendant le travail.* — La femme S..., âgée de 22 à 25 ans, enceinte pour la deuxième fois, et en travail depuis quatre heures environ, fut prise, dans la nuit du 5 au 6 juillet 1820, de céphalalgie, de vertige et autres symptômes de congestion cérébrale. Une saignée du bras de trois palettes et douze sangsues appliquées au cou avaient procuré un soulagement notable; cependant vers 5 heures du matin, cette femme perdit tout à coup connaissance et expira en quelques secondes.

L'opération césarienne est faite et l'enfant succombe le quatrième jour à des convulsions.

*Autopsie.* — Un caillot de sang noir remplit tout le ventricule droit du cerveau, se continue sous le trigone jusque dans le ventricule moyen, le ventricule gauche, l'aqueduc de Sylvius et le ventricule du cervelet; en outre, il pénètre dans le corps strié droit ou plutôt semble sortir d'une déchirure de cette éminence. Le ventricule gauche contient une ou deux onces de sérosité; l'arachnoïde est sèche, la pie-mère ecchymosée et tous les vaisseaux des méninges gorgés de sang.

(*Mémoires* de M^{me} Lachapelle.)

### 53ᵉ Observation.

*Apoplexie cérébrale. Mort, douze heures après l'accouchement.* — Une femme de 35 ans, enceinte pour la troisième fois, arrive au huitième mois de sa grossesse sans avoir éprouvé aucun accident. A cette époque, elle fait à pied une route, portant un lourd fardeau. Il en résulte une fatigue longue, excessive, et bientôt elle accouche d'un enfant qui meurt aussitôt. Les dernières douleurs expulsives furent accompagnées de cris violents et de mouvements convulsifs des bras. Au milieu de cette agitation, elle tombe tout à coup sans connaissance; les membres du côté gauche restèrent immobiles, tandis que les convulsions duraient encore dans le bras droit (saignée du bras, sinapismes).

Quelques heures après, la respiration devient stertoreuse, les paupières sont abaissées, les pupilles dilatées ; trismus, convulsions partielles dans le bras gauche. Contracture permanente à droite. L'utérus est au milieu de l'ombilic, le ventre tendu, mais non douloureux, aucun écoulement vaginal ; ni urine, ni selles. — Mort, douze heures après l'accouchement.

*Autopsie,* 35 heures après la mort. — Les deux ventricules latéraux sont remplis par un caillot noir et solide, le septum médian est complétement déchiré, le corps strié gauche est largement excavé en avant et en dehors ; aux environs de cette rupture, on voit un grand nombre de petits épanchements sans que la substance cérébrale paraisse du reste altérée. A droite, le corps strié et la couche optique présentent également chacun une érosion superficielle, et une sorte d'infiltration sanguine. La paroi externe et inférieure du ventricule qui est en rapport avec ces organes est profondément déchirée ; aussi le caillot qui se prolonge dans cette cavité accidentelle est-il bien plus volumineux que celui du côté opposé. Le reste de l'organe est sain ; les vaisseaux paraissent exempts de toute altération organique.

*Thorax.* — Le cœur est volumineux, ce qui dépend de la distension du ventricule par un gros caillot ; le ventricule gauche est le siége d'une hypertrophie concentrique, le tissu propre de ce viscère est d'un rouge vif ; les gros vaisseaux, les poumons, les organes abdominaux n'offrent aucune lésion.                               (SCHEDEL.)


Chaque douleur expulsive donne lieu, chez la femme en travail, à une congestion cérébrale caractérisée par la rougeur et la bouffissure du visage, des vertiges, des éblouissements, et quelquefois une perte de connaissance passagère. Ces symptômes sont le résultat mécanique de la contraction violente de tous les muscles du tronc, qui détruit l'équilibre ordinaire du mouvement circulatoire et accumule dans le cerveau une quantité de sang beaucoup plus considérable que celle dont il a besoin. Ce phénomène, qui ne varie que du plus au moins, est constant et ne diffère en rien de ce qu'on observe chez quelques hommes lorsqu'ils s'efforcent d'expulser les matières fécales durcies.

Dans l'observation qui précède, on voit qu'il s'agit d'une femme de trente-cinq ans, chez laquelle il existait une pléthore remarquable, et qui était affectée d'une hypertrophie du cœur, l'orifice aortique étant libre ; on reconnaît qu'elle réunissait toutes les circonstances les plus propres à amener une hémorrhagie cérébrale ; en effet au milieu des efforts destinés à terminer l'accouchement, une énorme rupture s'opère à la fois dans les deux corps striés, dans une couche optique et à la base d'un des ventricules.

### 54ᵉ Observation.

*Apoplexie cérébrale. Mort subite pendant le travail. —* Pendant l'hiver de 1805, on reçut à la Maison d'accouchements une femme paraissant âgée de 30 ans, qui fut apportée sans connaissance. Elle était froide, et tous ses membres insensibles offraient une rigidité remarquable; son visage était violet et la bouche était fortement déviée à droite; on l'avait trouvée sur la voie publique et tout annonçait que les symptômes observés étaient le résultat de l'impression prolongée d'une température très - basse; elle paraissait au terme d'une grossesse. Les soins qu'on lui administra eurent pour effet de ranimer un travail commencé et interrompu plus tard. On eut recours à l'application du forceps. L'enfant était mort, et la mère, malgré tous les soins qu'on lui prodigua, mourut quelques heures après l'entière terminaison de l'accouchement.

L'ouverture du cadavre fit voir un épanchement considérable de sang dans l'un des ventricules latéraux.

L'impression du froid produisant un refoulement de dehors en dedans favorise la concentration du sang sur un organe central. Si à l'influence du froid viennent se joindre de fortes douleurs, le raptus sanguin s'opère plus rapidement et détermine la rupture des artères cérébrales.

Une colère violente, un profond chagrin, une grande frayeur, de grandes douleurs accompagnant un accouchement laborieux chez des femmes précédemment affaiblies par de longues souffrances, peuvent déterminer une rupture subite de quelques artères de la base du cerveau et faire périr la malade.

Pendant la grossesse, l'apoplexie est due à l'état pléthorique ou à quelque lésion spéciale du cerveau qui devient cause occasionnelle, tandis que pendant le travail, l'apoplexie est le résultat immédiat de l'afflux du sang vers le cerveau causé par les efforts mêmes de l'accouchement.

### 55e Observation.

Une jeune femme de 25 ans, à la suite d'un accouchement à terme, tomba en une espèce d'apoplexie qui fut suivie de la paralysie de la moitié droite du corps. Cette paralysie, contre laquelle on mit en usage une foule de moyens, s'affaiblit peu à peu, mais le membre inférieur, 18 mois après l'accident, était encore immobile et presque insensible. (MAURICEAU.)

Mauriceau rapporte encore l'histoire d'une femme enceinte pour la troisième fois, et qui, dès le commencement de sa grossesse éprouva une grande douleur de tête, douleur qui persista, malgré tout ce qu'on put faire; il y eut également plusieurs hémoptysies abondantes; à sept mois et demi, à l'occasion d'un violent effort avec les bras, elle sentit un craquement subit dans son ventre; il survint alors une fièvre double tierce continue; le ventre devint douloureux et toute la surface du corps se teignit en jaune. Elle accoucha à huit mois d'un enfant bien portant. Une saignée du bras avait été faite la veille, l'accès de fièvre manqua et le travail fut assez facile. Six heures après l'accouchement, elle tomba dans un profond assoupissement léthargique qui, s'étant augmenté, se convertit en une vraie apoplexie, laquelle la fit mourir au troisième jour de sa couche. Mauriceau fit pratiquer plusieurs saignées au bras et au pied; il employa beaucoup d'autres remèdes, mais sans succès. L'ouverture du cadavre ne fut pas faite.

### 56ᵉ Observation.

*Apoplexie cérébrale. Mort, dix heures après l'accouchement.* — Une femme de 35 ans, primipare, de taille moyenne et peu robuste, tourmentée six depuis semaines par un œdème considérable des membres inférieurs, entra à l'Hôtel-Dieu le 18 novembre 1824. Elle était à terme et le travail avait commencé d'une manière régulière. Après la rupture des membranes, une seule douleur eut lieu, et malgré que ce fût un premier accouchement, que la femme eût 35 ans, et que les grandes lèvres fussent énormément gonflées, le fœtus et l'arrière-faix furent expulsés en masse. L'enfant se portait bien; l'utérus revint promptement à un volume convenable. Une médiocre quantité de sang en partie coagulé s'écoule du vagin; le pouls est calme, la malade se trouve bien, elle se félicite de son heureuse dé-livrance ; seulement l'expression de son visage et la viva-cité de ses expressions indiquent une certaine exaltation dans les idées. Quatre heures après l'accouchement, la malade perd connaissance, sans qu'on ait aperçu aucun phénomène précurseur. Respiration stertoreuse, face pâle, non déviée. Les paupières fortement rapprochées, les pupilles contractées; une salive écumeuse sort de la bouche; insensibilité des membres; flexion et roideur des avant-bras.

Mort, six heures après l'invasion des acccidents cérébraux.

*Autopsie.* — Le cerveau est volumineux, les vaisseaux extérieurs sont vides, les circonvolutions aplaties et effacées. Il y a évidemment compression de dedans en dehors. Le septum médian est détruit, et les deux ventricules latéraux sont largement distendus par une grande quantité de sang en partie coagulé. La couche optique gauche, profondément déchirée, est la source de cette hémorrhagie. Les autres cavités ont été ouvertes et explorées avec soin. On n'y a rien trouvé qui ne fût normal. (LELOUTRE.)

### 57<sup>e</sup> Observation

*Apoplexie cérébrale. Mort subite pendant le travail de l'accouchement.* — Chez une femme, à la suite d'un violent effort dans un accouchement, rupture d'un des plexus choroïdes, d'où épanchement de sang dans le ventricule correspondant, mortel par la compression qu'il exerçait sur le cerveau.　　　(M. GARLAND, *Thèse*, 1832.)

### 58<sup>e</sup> Observation.

Une femme de 40 ans, robuste, enceinte pour la troisième fois, fut atteinte, au quatrième mois de sa grossesse, d'un œdème énorme des pieds, des jambes, et, peu à peu, de tout le corps. Au septième mois, elle entra à l'Hôtel-Dieu, tourmentée par une dyspnée excessive, ne pouvant ni manger, ni dormir, ni même se coucher. Les grandes lèvres étaient très-volumineuses. Pendant 3 semaines on donne des laxatifs, des diurétiques, sans aucun avantage, mais alors le travail se déclara. Après la rupture des membranes et l'écoulement du liquide amniotique, les deux talons se présentèrent sous la symphyse des pubis. Je terminai de suite l'accouchement. L'enfant donna à peine quelques signes de vie ; il était infiltré et dur, de même que le placenta et le cordon. Cet état paraissait résulter de la longue macération à laquelle ces organes avaient été soumis. Pendant les six jours qui suivirent l'accouchement, tout se passa régulièrement chez l'accouchée, mais, à cette époque, une femme placée dans un lit voisin étant morte à la suite de convulsions violentes, elle fut effrayée de cette mort et se plaignit bientôt d'une vive céphalalgie. Grande agitation, douleur vive au côté gauche du front, ventre tendu, lochies supprimées, beaucoup de fièvre. (20 sangsues à la vulve, sinapismes, lavement purgatif, cataplasmes sur le ventre, julep, etc.)

Le jour suivant, nuit mauvaise, agitation excessive, cris, déviation de la face à gauche, langue inclinée à droite, pupilles dilatées, bras droit peu mobile. Sensibilité conservée, respiration stertoreuse, écume à la bouche (séton à la nuque, 20 sangsues derrière chaque oreille); troisième jour, stertor plus bruyant, coma profond, contraction dans les bras (calomel, vésicatoire entre les épaules); le soir, sueurs abondantes, affaiblissement.

Quatrième jour, mort.

*Autopsie,* 26 heures après la mort. — Les membranes d'enveloppe du cerveau sont fortement distendues ; infiltration sous-séreuse, limpide, jaune et très-abondante. Ecchymoses brunes sur quelques circonvolutions; elles sont superficielles. La substance blanche est fortement ponctuée en noir. Le ventricule gauche est rempli par un caillot qui a le volume d'un œuf de poule ; il est solide et situé en dehors et en avant du corps strié dont toute la partie antérieure et externe est détruite. La surface interne du ventricule offre une sorte d'exsudation grise, pultacée et teinte çà et là par la matière colorante du sang. Le septum est intact, quoique déprimé de gauche à droite. Les artères de la base du crâne sont saines. On a ouvert toutes les autres cavités, et l'on n'y a rien rencontré qui ne fût absolument dans l'état naturel.

Nous empruntons les réflexions qui suivent à un mémoire intéressant publié par M. Ménière.

Les femmes qui ont fourni les observations d'apoplexie ont de trente à quarante ans ; en général, elles étaient enceintes pour la deuxième ou troisième fois. La grossesse avait été laborieuse, accompagnée d'œdème partiel ou général, de céphalalgie, de dyspnée, etc. Vers le septième ou huitième mois, elles s'étaient livrées à quelque violent exercice qui avait donné lieu à un accouchement prématuré. Le travail a été facile, régulier, la délivrance très-prompte ; enfin les symptômes apoplectiques se sont manifestés, soit pendant le travail, soit quelques heures ou quelques jours après, sous l'influence d'une impression morale, ou bien sans aucune cause appréciable.

La céphalée à point fixe est le symptôme précurseur le plus important, et il faut se hâter d'y remédier. Elle débute tout à coup et absorbe toutes les facultés de la malade. Une main touche sans cesse l'endroit douloureux et ce mouvement instinctif persiste lors même que la connaissance est détruite et que les fonctions du système musculaire paraissent entièrement perverties. Cette douleur de tête peut persister plus ou moins longtemps, et, enfin, on voit se déclarer les symptômes propres à l'apoplexie : coma, distorsions de la face, hémiplégie, convulsions partielles, etc.

Il y a quelquefois suppression des lochies, ce phénomène s'est manifesté chez une femme accouchée depuis six jours. Il y a eu en même temps ballonnement du ventre, les évacuations de toute espèce ont été supprimées ; on pouvait croire au développement d'une péritonite.

Le pouls s'affaiblit promptement, cette circonstance seule indique la gravité de la maladie. Les évacuations sanguines indiquées si impérieusement lors de l'invasion des premiers symptômes ne peuvent bientôt plus être pratiquées et l'ouverture des veines ne fournit plus que quelques cuillérées de sang. La mort arrive en quelques heures.

L'apoplexie des femmes enceintes a pour cause l'obstacle apporté au cours du sang vers les membres pelviens par suite du développement de l'utérus. Pendant le travail la cause est la même, et son action est augmentée de tous les efforts de l'accouchement. Après l'expulsion de l'enfant, nous trouvons surtout l'influence des agents extérieurs, des impressions physiques ou morales qui imprimeraient une vive secousse à l'économie.

*Traitement de l'apoplexie qui survient après l'accouchement.*

Tous les auteurs recommandent de soustraire les femmes à l'influence des causes physiques ou morales, qui peuvent leur causer des impressions vives. L'exaltation des idées, l'expression du visage rendront le praticien attentif en lui annonçant une irritation cérébrale qu'une cause légère peut transformer en apoplexie.

On devra, dans ces cas, employer les dérivatifs, pratiquer de copieuses saignées locales ou générales. Quelques praticiens conseillent d'ouvrir la saphène, mais les saignées du bras suffisent. En outre on applique des sangsues au niveau des apophyses mastoïdes ou à la vulve, etc. Enfin on a soin de rétablir la liberté du ventre par des laxatifs ou des lavements purgatifs.

# CHAPITRE II.



Cette cause de mort subite a été rarement observée, cependant je crois qu'elle serait plus fréquemment rencontrée, si l'on ouvrait plus souvent le canal rachidien, afin d'examiner la moelle. Le mécanisme de sa production est le même que pour l'apoplexie cérébrale. — Nous n'insisterons donc pas.

### 59e Observation.

*Apoplexie de la moelle. Mort trois semaines après l'accouchement.* —Madame P..., grande et forte, d'une bonne constitution, accouche heureusement ; trois semaines après, au moment de la convalescence, elle va à l'église Saint-Roch. C'était en mars ; il faisait encore froid ; elle rentre chez elle commençant à éprouver un léger malaise. Engourdissement aux pieds, remontant ensuite jusqu'aux hanches ; le soir, douleur dans les extrémités supérieures, impossibilité de mouvoir les jambes. Respiration difficile, face cyanosée. Mort, 13 heures après le retour de l'église. L'autopsie a été pratiquée par MM. Récamier, Lerminier et par mon père. Tous les organes étaient parfaitement

sains : cerveau, poumons, cœur, foie, rate, utérus,
ovaire, etc. Mais en ouvrant le canal rachidien, on constata un épanchement de sang s'étendant depuis la 10e
jusqu'à la 12e vertèbre dorsale, et ayant complétement
désorganisé la moelle en ce point.

# CHAPITRE III.



**60ᵉ Observation.**

*Mort pendant le travail.* — M. Depaul accoucha une femme qui, à 40 ans, était primipare ; la grossesse avait été très-heureuse, le travail marchait bien, la tête commençait à distendre le périnée et à apparaître à la vulve ; rien ne faisait craindre une issue funeste, lorsque tout à coup M. Depaul remarqua dans la figure de cette femme un changement caractérisé par des mouvements convulsifs, certaines grimaces, signes avant-coureurs de l'éclampsie, et immédiatement la femme mourut. Le forceps est appliqué aussitôt, mais l'enfant meurt quelques instants après, de convulsions éclamptiques.

On appelle *convulsions* une contraction violente et involontaire des muscles de tout le corps ou seulement d'une région, quelquefois avec torsion, roideur plus ou moins persistante (convulsions toniques), mais le plus ordinairement avec des agitations tumultueuses, des secousses alternatives qui reviennent à des intervalles plus ou moins rapprochés (convulsions cloniques).

La face s'agite en mille contorsions, la langue

sort et rentre, les mâchoires s'ouvrent et se fer-
ment, déchirent la langue qui porte l'empreinte
des dents; les muscles respirateurs, le diaphragme, cessant de fonctionner régulièrement
dans une contraction tonique, il en résulte que la
respiration devient irrégulière, bruyante, saccadée; la face et le cou se congestionnent; les
jugulaires sont gonflées, non pas qu'il y ait un
raptus du sang vers le cerveau, mais c'est que
l'inspiration ne se fait qu'avec la plus grande
difficulté (BOUTEILLER et DUCLOS, de Rouen). La
salive, les mucosités se mêlant avec l'air dans la
bouche et les voies respiratoires, la malade présente à la bouche une écume souvent sanguinolente
à cause des morsures de la langue. Les troubles
de la respiration sont les plus sérieux, ce sont ceux
qui peuvent tuer immédiatement. Les membres
peuvent rester longtemps dans la contraction tonique, mais, en raison des fonctions du diaphragme
dont l'action est immédiatement nécessaire à la
respiration, il suffit que ce muscle reste dans la
contraction tonique plus d'une minute pour que la
mort en soit la conséquence; tel est le mode le
plus ordinaire par lequel la mort survient. L'accès
est précédé par différents symptômes qui annoncent un trouble général. Tantôt la femme éprouve
un sentiment de lassitude, de malaise, d'accable-
ment, tantôt un embarras à l'estomac, le plus or-

dinairement de la pesanteur, mais souvent aussi une douleur vive. En même temps elle souffre d'une céphalalgie intense accompagnée de troubles dans la vision, vertiges, éblouissements, cécité; quelquefois elle éprouve encore des tintements ou des bourdonnements dans les oreilles; embarras de la parole, démarche chancelante; elle est irritée, agacée, impatiente, ou bien, au contraire, plongée dans une sorte d'hébétude.

Chez les femmes pléthoriques, le pouls est plein, dur, lent, la face animée. Chez les femmes qui ont de l'infiltration, le pouls est serré, petit, dur, la peau froide, la face pâle; peu à peu la physionomie s'altère de plus en plus, les yeux deviennent hagards, fixes ou vacillants, les pupilles se dilatent, perdent leur contractilité; le visage, le cou se gonflent, la respiration devient bruyante; il survient une perte de connaissance, un assoupissement comateux, puis des secousses convulsives revenant par accès plus ou moins longs et rapprochés, et enfin le véritable accès succède à cet ensemble symptomatique.

On remarque alors que les artères qui se distribuent à la tête sont distendues, battent avec force, de sorte que le sang semble se porter à la tête et aux membres supérieurs, tandis qu'il paraît abandonner les membres inférieurs; les artères fémorales sont dures, contractées, leur pulsation est moins ample que dans l'état ordinaire, et les veines sous-cutanées ne paraissent au doigt qui les explore que comme des cordons sans cavité (CHAUSSIER).

La mort qui survient par suite de l'éclampsie peut être déterminée :

1° Par un épanchement cérébral causé pendant l'accès par le raptus du sang vers la tête;

2° Ou par une suspension complète et prolongée de la respiration;

3° Ou par l'accumulation des mucosités dans les ramifications bronchiques qui se trouvent alors obstruées;

4° Ou par le coma qui succède au trouble profond éprouvé par le système nerveux, surtout si les attaques se sont plusieurs fois renouvelées et ont eu une longue durée;

5° Ou par le trouble fonctionnel des poumons et du cœur qui ont été plus ou moins altérés. A ce propos nous devons citer cette explication ingénieuse, mais nullement démontrée, émise par M. Aran :

« Le cœur est un organe musculaire, et comme
« tel, il peut être certainement frappé dans son
« innervation et dans les propriétés qu'il possède
« en tant qu'agent contractile, c'est-à-dire dans
« son irritabilité, dans sa motricité, dans sa to-
« nicité.

« Qui ne comprend, par exemple, que si le
« cœur, que nous avons vu se déchirer dans sa
« contraction, venait à être paralysé par l'inter-
« ruption de l'action nerveuse ou par la perte de
« quelques-unes de ses propriétés musculaires, la
« mort serait immédiate? Ne le serait-elle pas éga-
« lement si le cœur, au lieu de cesser sa contrac-
« tion, se trouvait frappé de contracture, comme
« cela arrive à quelques-uns de nos muscles exté-
« rieurs? Ne pourrait-on pas supposer que plu-
« sieurs névroses convulsives dans lesquelles la
« mort survient quelquefois subitement, l'épi-
« lepsie, l'éclampsie des enfants et des femmes en
« couches, l'asthme thymique, le spasme de la
« glotte, etc., ne tuent pas tant par le défaut d'hé-
« matose que par la suspension complète et im-
« médiate des contractions du cœur?... »

6° Par rupture de l'utérus. L'utérus éprouve une
contraction tonique permanente qui augmente au
retour des accès convulsifs. Ces contractions se
reconnaissent facilement à la tension, la rigidité
de l'organe. On conçoit qu'elles puissent acquérir
une intensité telle que la rupture de l'organe en
soit le résultat.

L'enfant peut résister à un accès de peu de durée
et d'un faible degré, mais il meurt si les accès se
renouvellent ou acquièrent une grande intensité.
La mort de l'enfant est causée par le trouble de la

circulation utéro-placentaire ; la circulation maternelle étant suspendue, l'hématose ne se fait pas ou se fait incomplétement, et la mère envoie au fœtus un sang plus ou moins altéré.

Si l'enfant n'a pas succombé de cette manière, il meurt un peu plus tard de convulsions.

L'éclampsie est rare jusqu'au sixième mois de la grossesse, elle se montre ordinairement pendant et quelquefois aussi après le travail de l'accouchement. Ses causes prédisposantes sont la primiparité, l'infiltration, l'albuminurie, la congestion cérébrale, des convulsions ayant existé dans les précédentes grossesses, une distension extrême de l'utérus.

Chaussier regardait comme la cause la plus importante de l'éclampsie, l'embarras gastrique, l'état saburral des premières voies.

Les causes déterminantes de cette affection sont les impressions morales vives, subites, les douleurs aiguës.

*Traitement.* — Il doit être étudié pendant l'accès, après l'accès, et enfin il doit être préventif ou prophylactique.

Pendant l'accès, il faut se borner à contenir la malade, ne pas chercher à empêcher les mouvements (une pareille lutte augmente les accidents), éviter qu'elle ne tombe, qu'elle ne s'écorche ou qu'elle ne se fracture les membres, et qu'elle ne se coupe la langue; pour cela, on rentre cet organe dans la bouche et on interpose des linges ou un bouchon entre les arcades dentaires.

Que doit faire l'accoucheur dans l'intervalle des accès, afin d'empêcher leur réapparition?

*Dionis, Portal, Mauriceau, Puzos*, etc., veulent qu'on termine l'accouchement le plus vite possible.

*Bodin, M. Velpeau*, sont d'avis, lorsque la viabilité du fœtus est possible, de pratiquer une ou plusieurs incisions sur le col.

*Delamotte, Baudelocque, Gartshore*, veulent qu'on abandonne l'accouchement à la nature.

Si les convulsions sont légères, si la présentation, la position, la conformation de la femme sont convenables, si la connaissance revient entre les accès d'ailleurs peu fréquents, si la marche des contractions utérines n'est pas interrompue, surtout si cette marche est accélérée, il faut attendre. Il en sera de même si l'engagement de la tête est assez avancé pour faire espérer que l'accouchement va bientôt se terminer.

S'il y a une sensibilité excessive de l'utérus, d'où résultent de vives douleurs augmentées encore par la longueur du travail, par la distension de l'organe, que cette distension soit due à la présence d'une grande quantité d'eaux ou à la présence de deux enfants, ou à la présence simultanée d'un enfant et d'une tumeur, s'il y a de vives douleurs des parties génitales dues à leur distension ou à leur dilacération, enfin si les convulsions sont très-violentes, il faut hâter la terminaison de l'accouchement; pour cela, s'assurer que le col est suffisamment dilaté pour permettre l'application du forceps ou la version, et puis administrer le seigle ergoté; si le col n'a pas une dilatation suffisante, pratiquer des incisions, ou le dilater par des douches ou les tampons de belladone.

Même quand le travail se fait normalement, une émotion morale vive peut amener des convulsions; si celles-ci sont violentes et répétées, il faut hâter l'accouchement, le travail aggravant les funestes effets de l'émotion. En outre, il faut combattre ou prévenir la congestion cérébrale; dans ce but, on a conseillé les saignées générales et locales, les sangsues à l'anus ou au niveau des apophyses mastoïdes, des purgatifs en lavements, et, si la femme peut avaler quelque chose, on lui fait prendre ou du calomel ou de l'émétique à doses non vomitives (Johnson COLLINS).

Un moyen qui a rendu de grands services, c'est un bain tiède longtemps prolongé.

Le traitement préventif consiste à combattre les états morbides qui prédisposent à l'éclampsie.

S'il y a une tendance à l'hypérhémie encéphalique, s'il y a déjà des troubles dans la vision, de la céphalalgie, si la femme est pléthorique, on a recours aux saignées, aux révulsifs et aux dérivatifs sur le tube intestinal.

Dans les cas d'anasarque, d'albuminurie, *M. Chailly* conseille de faire boire de la tisane de pariétaire avec un ou deux grammes de sel de nitre par litre, ou du petit-lait sucré ou nitré. En même temps il fait prendre :

| | |
|---|---|
| Miel scillitique.............. | 15 grammes. |
| Éther nitrique.............. | 4. grammes. |
| Laudanum de Sydenham...... | 5 gouttes. |
| Eau distillée de valériane..... | 100 grammes. |
| Sirop des cinq racines....... | 30 grammes. |

De plus, il agit par les purgatifs, l'eau de Sedlitz, le calomel, etc.

Si la femme est agacée, irritée, nerveuse, sans qu'il y ait de symptômes notables, ni d'indications positives, on doit avoir recours aux bains tièdes prolongés et aux antispasmodiques.

# CHAPITRE IV.



### 61ᵉ Observation.

*Mort subite après la délivrance.*— Une femme, après dix
jours de souffrances, présentait les symptômes suivants :
face pâle, langue sèche et blanche, pouls misérable et fréquent ; violente douleur à l'épigastre ; oppression ; utérus
moulé sur l'enfant. Après quelque repos, bain, potion
anodine et excitante ; cataplasme avec laudanum sur le
ventre. Vomissements de matières jaunâtres. Forceps,
mais une seule branche ; l'enfant fut extrait, et la mère
succomba deux heures après.

L'utérus présenta à l'autopsie une rupture d'environ
quatre ou cinq lignes au niveau de la saillie sacro-verté-
brale, rupture qui avait trop peu d'étendue pour déterminer la mort de cette femme, si elle n'eût été épuisée
par un travail aussi long et aussi pénible.

(VILLENEUVE, de Marseille, *Gaz. méd.*, 1837.)

# CHAPITRE V.



**62e Observation.**

*Mort subite peu de temps après l'accouchement.* — Une dame italienne, très-faible de complexion, habitant Paris depuis peu de temps, déjà mère de quatre enfants et ayant fait en outre cinq ou six fausses couches, étant redevenue enceinte, consulta M. Depaul. Sa santé était alors très-mauvaise ; il lui conseilla de garder le repos sur une chaise longue. Le conseil ayant été plus ou moins bien suivi, au septième mois une hémorrhagie survint, elle fut peu considérable et guérit au bout de quatre jours. Cinq semaines après, le travail de l'accouchement s'établit, l'enfant vint vivant et vit encore. La malade fut délivrée sans difficulté; on la coucha avec beaucoup de précautions, mais bientôt elle accusa de violentes douleurs dans le bas-ventre. M. Depaul crut à l'existence de caillots sanguins dans le col. Il en retira quelques-uns, mais trouva peu de sang. Très-peu de temps après, la malade accusa de nouveau de vives douleurs dans le ventre et la région du cœur, accompagnées d'un sentiment de brûlure pendant les contractions utérines et d'un état nerveux caractérisé par des malaises, des défaillances, la crainte de la mort, le refroidissement des extrémités, des sueurs et une douleur poignante dans la colonne vertébrale. Toutes les cinq minutes, il vit se renouveler les mêmes accidents nerveux.

M. Depaul fit appeler M. Gueneau de Mussy, médecin habituel de la malade, qui ne crut pas d'abord au danger que redoutait M. Depaul, déjà instruit par des faits précédents; mais les accidents firent des progrès rapides, et en trois heures cette femme était morte.

M. Depaul écarte l'idée de mort par hémorrhagie; ainsi il y a eu peu de syncope, pas d'affaiblissement des sens ni de l'intelligence.

« Chez quelques malades, la perturbation qui
« survient pendant la durée d'une opération peut-
« être tellement profonde que l'on voie s'enrayer
« promptement les rouages de la vie; la perte de
« sang fût-elle modérée, on voit les malades pâlir,
« les battements du cœur deviennent rares et fai-
« bles; si la respiration s'embarrasse, l'opérée se
« plaint de ne plus pouvoir dilater sa poitrine, la
« vue s'affaiblit, les pupilles se dilatent, etc. Ces
« accidents prennent rapidement un caractère
« alarmant et si l'on ne parvient à les dissiper, ils
« deviennent le prélude d'une agonie dont la durée
« peut être très-courte; beaucoup de chirur-
« giens ont ainsi la douleur de voir les opérées suc-
« comber sur la table même de l'opération (*Com-
« pendium de chirurgie*). »

C'est de cette manière qu'un travail trop long et laborieux peut déterminer la mort pendant les douleurs de l'enfantement, l'économie ne possédant qu'une somme donnée de force et de puissance nerveuse que des efforts trop longtemps prolongés finissent par épuiser.

### 63ᵉ Observation.

Une femme dont le bassin était horriblement difforme était en travail ; on perfora le crâne et on tenta l'application du crochet aigu. On employa sans aucun succès tous les moyens. Le crâne vint par lambeaux à la pointe des crochets; il fallut s'arrêter, et pendant ce repos la femme expira, ayant encore l'enfant dans l'utérus.

(*Mémoires* de Mᵐᵉ Lachapelle.)

Quelquefois la tête, après être descendue avec facilité dans l'excavation, cesse d'avancer; les douleurs continuent en vain pendant quelque temps. L'enfant meurt dans cette position, la femme s'épuise et périt bientôt elle-même si l'on ne remédie à la cause qui s'oppose à l'expulsion de l'enfant.

« Si, sur un animal vivant, on excite des dou-
« leurs extrêmement vives, par exemple en pin-
« çant les racines spinales postérieures; si préa-
« lablement un tube gradué et recourbé, contenant
« du mercure, a été introduit dans l'artère caro-
« tide, chaque sensation douloureuse est marquée
« par un temps d'arrêt dans les contractions du
« ventricule gauche, immédiatement suivi d'une

« reprise qui porte plus haut la colonne san-
« guine ; si ces contractions douloureuses sont
« trop répétées, si l'animal est affaibli, un instant
« arrive où la cessation brusque des contractions
« devient définitive, l'animal est mort. En quelque
« point qu'on excite la douleur le résultat est le
« même (MAGENDIE). »

« Lorsque la douleur est violente, dit Georget,
« et qu'elle persiste un certain laps de temps, elle
« provoque le raidissement du système muscu-
« laire : elle ôte toute liberté de penser et jette
« promptement les facultés cérébrales dans un
« collapsus extrême. Un malade qui vient de subir
« une opération grave, par exemple, lors même
« qu'il a perdu peu ou point de sang, est étourdi,
« affaissé, quelquefois comme stupide ; il est
« abattu, fatigué, brisé, incapable de se mouvoir ;
« il est pâle et défaillant, il est souvent pris d'une
« exaltation voisine du délire, de perte de con-
« naissance, d'envie de vomir et de vomissements,
« d'attaques convulsives, de relâchement des
« sphincters et de déjections involontaires ; la
« mort, dans ce cas, est le résultat de la douleur.
« Nous observerons que cet état est l'effet de toute
« surexcitation cérébrale, et que, dans la douleur
« comme dans toutes les sensations vives et les
« affections morales fortes, le cerveau éprouve
« une véritable surexcitation. Consécutivement à

ces premiers accidents, il se manifeste presque toujours des désordres plus ou moins graves dans le cerveau ou dans les autres organes. Les douleurs et les efforts de l'accouchement chez les femmes prédisposées à l'aliénation mentale par une influence héréditaire, par des accès antérieurs, par une vive sensibilité, provoquent quelquefois seuls, ou à l'aide de la plus légère cause, le développement des accès de cette maladie. »

« Non-seulement, dit Churchill, un pareil ébranlement nerveux peut être observé dans certains accouchements, surtout quand ils ont été laborieux, et avoir aussi un fâcheux résultat, mais il existe à un degré plus ou moins marqué dans presque tous les cas. Il suffit d'une très-légère attention pour le reconnaître. Ainsi, après un accouchement ordinaire, la sensibilité générale est presque toujours excessive. Les sens sont plus impressionnables qu'à l'ordinaire, quoique les yeux aient perdu leur éclat et soient faibles et languissants; la moindre lumière blesse la vue, comme le plus léger bruit offense l'ouïe *et lorsqu'on ne respecte pas cette excessive délicatesse, il peut en résulter des accidents sérieux.* « Dans les circonstances ordinaires, quelques heures de repos suffisent pour tirer la malade de ce collapsus léger; mais, lorsque le travail a duré très-longtemps ou qu'une opération a été nécessaire, les phénomènes sont beaucoup plus prononcés. La faiblesse de la malade est beaucoup plus grande, les traits sont fixes et dans un état d'hébétude ; la femme reste immobile dans son lit, les yeux fermés, ou les ouvrant de temps en temps, sans les fixer d'une manière spéciale sur aucun objet ; elle n'a nul souci de son enfant ni d'elle-même ; les membres sont dans un état de résolution complète, le pouls est tantôt lent, tantôt fréquent et irrégulier, mais toujours plus faible qu'à l'ordinaire, la respiration est lente et pénible ou accélérée et haletante. »

« La douleur, dit M. Travers, lorsqu'elle acquiert un certain degré d'intensité et de durée, est destructive par elle-même ; les accouchements difficiles et prolongés deviennent assez souvent mortels pour cette cause ; et même alors qu'il n'y a pas de difficultés extraordinaires et que le travail n'est pas trop prolongé, il survient quelquefois une prostration funeste, qui ne trouve son explication que dans la douleur. La délivrance a été complète, sans aucune lésion physique ; la femme n'a perdu qu'une quantité ordinaire de sang par les vaisseaux utérins ; et cependant, malgré les encouragements qu'elle devrait puiser dans son état général et dans celui de son enfant, aussi bien que dans la conviction que ses souffrances sont terminées, la femme ne reprend ni ses forces, ni son courage ; mais, après un intervalle qui n'excède pas quelques heures, elle tombe dans un état d'oppression et d'affaissement, et quelques heures après, d'une manière tout à fait inattendue et sans aucune altération perceptible, elle expire. »

Ces citations démontrent, mieux que nous ne pourrions le faire, l'influence fatale d'un travail trop pénible et trop prolongé. Il est donc évident que, dans certains cas, l'organisme ne peut supporter la somme des douleurs et des efforts nécessaires pour obtenir la délivrance et que l'épuisement qui en résulte peut devenir mortel. On observe ces cas malheureux, même lorsque l'expulsion ne rencontre que des obstacles ordinaires ; quelques femmes douées d'une grande irritabilité s'épuisent par l'excès même des douleurs. D'autres, naturellement faibles et dépourvues d'énergie ou devenues comme anémiques pendant une grossesse pénible, s'affaissent peu à peu pendant le travail, alors même qu'il ne dure pas beaucoup au delà du temps ordinaire. Les femmes affaiblies par les maladies chroniques, qui accouchent en général facilement et promptement sans que leur état s'aggrave, sont très-exposées à présenter des symptômes d'épuisement des forces pour peu que le travail se prolonge.

Les femmes dont les forces s'épuisent pendant le travail, sont d'abord agitées, inquiètes, fatiguées par des envies de dormir ; la bouche se dessèche et

se recouvre d'enduits noirâtres; la peau est chaude
et sèche, la face est brûlante, tout le corps se
couvre de sueur, l'œil est fixe et hagard, les traits
se décomposent; la malheureuse crie, se lamente,
puis elle perd par degrés ses forces et son énergie,
éprouve un sentiment de défaillance, quelquefois
survient une syncope, les idées deviennent confu-
ses; le ventre est souvent douloureux et l'utérus
tantôt se contracte spasmodiquement, tantôt reste
complétement inerte. La mort peut survenir avant
la délivrance ou peu de temps après. Dans ce dernier cas, l'accouchement n'amène pas une réaction
favorable, l'affaiblissement augmente et la malade
s'éteint insensiblement.

Quelquefois cet état est précédé d'un trouble
grave des facultés intellectuelles; les femmes di-
sent pendant leur délire les choses les plus extra-
vagantes; presque toujours le délire s'accompagne
alors d'une grande loquacité et la douleur est à
peine sentie. M. Cazeaux a été témoin de deux
cas de ce genre. Il a vu une dame cesser tout à
coup de se plaindre, prendre un visage riant et,
après quelques phrases incohérentes, chanter à
pleine voix le grand air de la *Lucie de Lammer-
moor*. « Je ne saurais, dit M. Cazeaux, exprimer
l'effroi que ce chant produisit sur moi et sur les
assistants. »

Montgommery dit avoir observé des femmes qui,

pendant quelques minutes, déliraient complète-
ment au moment où la tête franchissait l'ouverture de la matrice. Ce n'est pas seulement quand
le travail se prolonge outre mesure que l'on voit
se produire un si grand trouble dans l'économie.
Les mêmes phénomènes ont été observés dans les
accouchements très-courts; lorsque le peu de durée du travail est le résultat de douleurs très-vives
et très-rapprochées, l'excitation cérébrale occasionnée par leur violence peut aller jusqu'à la fo-
lie et, dans certains cas, les médecins légistes ont
pu trouver, dans ce trouble momentané de l'intelligence, l'explication d'actions criminelles que
toutes les autres circonstances laissaient inintelli-
gibles.

Les femmes qui succombent ainsi ne présentent
aucune lésion appréciable; l'épuisement des forces
qui résulte d'un travail laborieux ou de mauvaises
conditions dans la santé, constitue un état morbide
plus ou moins grave suivant son degré, et qui doit
avoir sa place dans le cadre nosologique. Mais on
a rapporté quelquefois à l'épuisement des accidents qui en diffèrent essentiellement. Les pertes
internes, les ruptures de l'utérus peuvent se présenter avec des caractères qui en imposent facilement au milieu des douleurs et du trouble occa-
sionnés par le travail. Une inflammation de l'utérus et du péritoine peut passer inaperçue. Enfin

les autopsies manquent souvent dans les observations publiées.

Lorsque les forces se perdent pendant le travail,
il faut éviter d'abuser des excitants et ne pas attendre, pour terminer l'accouchement, que l'épuisement soit porté très-loin. Après la délivrance, il
faut surveiller avec soin les accidents inflamma-
toires, auxquels les femmes épuisées par le travail
sont très-exposées.

Peut-être, lorsque les prodromes du travail s'annoncent avec un cortége de phénomènes qui dé-
note chez les femmes une susceptibilité nerveuse
exagérée, les moyens anesthésiques, le chloroforme en particulier, pourraient-ils être employés
pour diminuer la douleur et enlever ainsi une des
causes les plus évidentes d'épuisement nerveux.

# CHAPITRE VI.



## IMPRESSION MORALE VIVE.

Nous venons de voir, dans le chapitre précédent, que la douleur prolongée pouvait épuiser le principe de la vie. Mais, dans quelques cas, rares il est vrai, l'accouchement n'ayant présenté de difficultés d'aucune nature, la femme n'ayant éprouvé que des douleurs modérées, n'ayant pas eu d'hémorrhagie, ni aucun accident, ressent une contrariété plus ou moins forte et meurt subitement. Ainsi M. le professeur Requin a vu, avec M. Duffour, une dame qui, deux heures après l'accouchement, et sans que rien pût faire craindre une terminaison funeste, fut prise de syncope et mourut. L'enfant était venu à terme, tout s'était bien passé. Rien ne put expliquer la mort, si ce n'est une assez vive discussion avec une voisine.

M. Requin a vu aussi une jeune femme enceinte de trois mois mourir subitement à la suite d'une altercation avec une autre femme. Elle prit une attaque de nerfs; M. Requin la quitte en bon état;

il revient deux heures après, et on lui annonce la mort de cette femme. L'autopsie n'a pu être faite.

M. Requin croit devoir rapprocher ces faits, des cas de morts subites que l'on observe chez les jeunes filles et chez les vieillards à la suite de grandes émotions.

Les vieillards ressentent, en général, assez peu vivement les douleurs morales qui affligent beaucoup les autres hommes; mais quand ils éprouvent une émotion capable de les affliger, ils peuvent en mourir subitement. L'histoire en fournit des exemples : ainsi Pitt, à la nouvelle de la bataille d'Austerlitz, tomba frappé d'apoplexie.

Les femmes en couches sont dans le même cas; l'émotion que leur cause une grande joie ou un grand chagrin est plus violente qu'elle ne serait à un autre moment; du reste, les femmes offrent entre elles de grandes différences dans la sensibilité morale.

« On voit certaines constitutions soustraites aux influences extérieures, et, par exemple, ces personnes en assez grand nombre qui sentent et qui pensent comme elles digèrent, que les orages physiques non plus que les accidents moraux ne troublent ni ne dérangent de leur vie accoutumée, et dont la vie, renfermée dans les réalités du positivisme, ne connaît ni les écarts de l'imagination, ni les nuances multiformes de la sensibilité. D'autres sont des natures pour lesquelles la somme de bonheur et de souffrance est double par leur manière de les ressentir; sensitives intelligentes pour qui une épine légère, physique ou morale, est un dard acéré. » (FOISSAC.)

### 64ᵉ Observation.

*Mort deux heures après l'accouchement, par suite d'une émotion triste.* — Madame de S..., mariée à 30 ans, accoucha d'un garçon qu'elle perdit peu de temps après. L'accouchement fut suivi d'accidents graves, de métropéritonite. Madame S... se rétablit parfaitement. Elle redevint enceinte ; la grossesse fut très-belle et n'occasionna aucune indisposition ; mais, pendant toute sa durée, madame S... était préoccupée de la crainte d'accoucher d'une fille ; l'accouchement fut très-prompt et tout à fait naturel. Madame S... s'informe aussitôt du sexe de l'enfant; on lui dit de prendre patience ; elle ne veut rien entendre ; elle soulève brusquement la couverture, et reconnaissant que c'était une fille, elle se laisse tomber sur son oreiller, en s'écriant : « Ah ! quel malheur ! » Depuis ce moment elle resta dans un état de torpeur, les yeux fermés, la respiration lente et saccadée. Cependant la délivrance est facile ; l'écoulement du sang est modéré.

On prodigue des consolations à la mère ; on lui pratique des frictions stimulantes sur les membres; on lui fait prendre des cordiaux. Elle se plaint d'engourdissement dans les extrémités inférieures, qu'elle remue avec peine. Les sensations deviennent de plus en plus obtuses, les yeux s'ouvrent avec difficulté, et la mort arrive deux heures après l'accouchement.

M. Marchal, de Calvi, a publié un fait curieux de mort subite chez un militaire ; fait que, tout en dehors qu'il soit de notre sujet, nous croyons utile de rapporter dans ce travail, à cause d'une grande analogie dans toutes les circonstances, d'une quasi complète similitude dans les symptômes, et enfin de l'appui qu'il donne à la proposition que nous soutenons ici.

### 65e Observation.

Un prisonnier militaire, âgé d'environ 25 ans, d'un caractère inquiet, ombrageux et timoré, était entré au Val-de-Grâce pour une indisposition. Une note détaillée, adressée en même temps que le malade par le médecin de la prison, avait beaucoup fixé son attention, parce qu'il craignait qu'elle ne renfermât des renseignements fâcheux sur son compte. Ne sachant pas lire, il avait été obligé de se fier à ses camarades pour savoir ce qu'elle contenait, et sa frayeur d'être renvoyé à la prison était grande, lorsque vint le moment de la visite. M. Marchal, qui lui avait déjà donné des soins, le reconnut et se mit à lire la note explicative. Le malade était sur son séant et le regardait avec soin. Au même instant, il fit entendre une inspiration sifflante et se renversa en arrière ; tous les moyens employés pour le ranimer furent sans résultat ; il était mort. *A l'autopsie,* faite le lendemain, on trouva les vaisseaux des méninges cérébrales gorgés de sang ; ce sang affluait en gouttelettes rapprochées à la surface des tranches de la substance cérébrale. Aucune autre lésion ne pouvait rendre compte de la mort.

Dans un certain nombre de cas où est survenue cette terminaison fatale, les malades avaient présenté, quelque temps auparavant, un état moral particulier, une espèce de pressentiment funeste qui semblait le précurseur de cet accident, ou peut-être l'accident n'était-il que la conséquence de cet état moral. Qu'une longue préoccupation d'esprit par une idée dominante, idée ordinairement triste, doive exercer une influence dépressive marquée sur l'énergie vitale, c'est un fait connu de tous les médecins et dont on pourrait citer beaucoup d'exemples.

« Je suis convaincu, dit Ramsbotham, que l'existence d'un désespoir continuel, pendant la dernière période de la grossesse, a une influence des plus marquées pour diminuer les effets bienfaisants de ces puissances en vertu desquelles se complètent les changements nécessaires qui suivent le travail. »

M. Travers cite un cas qui confirme cette manière de voir.

### 66ᵉ Observation.

Une jeune dame, impressionnée probablement par quelque accident fâcheux et inattendu, avait manifesté, depuis le commencement de sa grossesse, la crainte de mourir pendant l'accouchement, et, quoique rien ne pût l'entretenir dans cette croyance, ses craintes allaient toujours continuant et se fortifiant, au point d'alarmer grandement ses parents et ses amis. Elle fut accouchée par un médecin très-soigneux et très-expérimenté; le travail fut très-facile et normal sous tous les rapports. Il ne fut accompagné d'aucune circonstance défavorable; l'enfant vint mort-né. La mère mourut subitement six heures après la délivrance. Le corps fut examiné avec le plus grand soin, et ne présenta aucune trace de lésion.

Mais M. Travers ne dit pas pourquoi l'enfant était venu mort-né et incomplétement développé; y avait-il eu quelque accident pendant la grossesse? Il dit seulement qu'il n'y en a pas eu pendant l'accouchement. L'impression que la mère a ressentie en apprenant la mort de son enfant a dû agir sur son imagination déjà tourmentée.

### 67ᵉ Observation.

Une dame de 35 ans accoucha de son premier enfan le 16 mars 1850, après un travail prolongé qu'il fallut terminer par le forceps; elle se rétablit parfaitement et, après avoir nourri son enfant pendant quatre mois, elle devint de nouveau enceinte. Vers la fin de cette nouvelle grossesse, elle commença à être prise d'appréhensions et de craintes relativement au résultat de sa couche. Elle attendait son accouchement au mois de mai, et, vers le milieu de ce mois, les alarmes et les anxiétés devinrent telles que, malgré un état de santé très-satisfaisant, le médecin dut la voir souvent, même deux fois par jour. Dans la soirée du 26 mai, elle se sentit plus incommodée et plus agitée que d'habitude ; le lendemain, elle se réveilla d'un profond sommeil, en proie à des douleurs, et, après un travail très-court, elle accoucha d'une fille parfaitement constituée. Trois quarts d'heure après l'expulsion de l'enfant, elle perdit environ 250 grammes de sang. Le placenta qui se trouvait dans le vagin fut immédiatement enlevé. Elle se trouva alors très-bien et resta ainsi pendant une heure, puis elle manifesta de nouveau ses craintes et répéta qu'il lui arriverait certainement malheur. Une demi-heure après, elle eut quelques douleurs, se sentit plus faible ; on lui donna un peu de xérès et d'eau, puis un peu d'eau-de-vie. Craignant une hémorrhagie, M. Gartlan se livra à un examen très-attentif et constata qu'il n'y avait de sang épanché nulle part et que l'utérus était parfaitement rétracté. Cet examen fut répété ensuite plusieurs fois et donna toujours le même résultat ; malgré une potion opiacée, les douleurs spasmodiques persistèrent et l'abdomen commença rapidement à se distendre ; en même temps la malade fut prise de gêne de la respiration. Application de térébenthine sur l'abdomen, lavements, potion stimulante, rien n'y fit ; la distension tympanique de l'abdomen fit de tels progrès qu'il semblait à la malade que son ventre allait se rompre. Un tube fut introduit dans le rectum, les stimulants furent repris. Néanmoins, la malade s'affaiblissait sensiblement, la respiration devenait de plus en plus gênée. La mort eut lieu six heures après la délivrance et quatre après la première sensation de douleur et de distension. L'autopsie n'a pas été faite.

(D<sup>r</sup> GARTLAN.)

« Je suis parfaitement convaincu, dit M. Gartlan, que l'hémorrhagie n'est pour rien dans la mort de cette dame, parce qu'il n'y avait pas de sang épanché au dehors, et, d'un autre côté, parce que l'utérus était parfaitement revenu sur lui-même. C'était une femme très-grande, d'un tempérament lymphatico-nerveux; elle accusait parfois un peu de douleur dans le côté gauche, mais ne s'était jamais plainte de symptômes de maladie du cœur proprement dite. Pendant la période menstruelle, elle était toujours affectée d'une distension gazeuse considérable de l'abdomen. Le trait le plus remarquable de son histoire, c'est certainement le pressentiment funeste qu'elle nourrissait quelque temps avant son accouchement. Au reste, la mère de cette dame était morte aussi subitement deux ou trois jours aprèsla naissance de celle-ci, et peut-être la connaissance de ce fait eut-elle quelque influence sur les prévisions fâcheuses qui assié geaient son esprit avant son accouchement. »

Une règle à suivre pour prévenir un semblable accident, c'est de maintenir autour de la femme nouvellement accouchée un calme complet; ainsi, il faut ne laisser autour d'elle que les personnes absolument nécessaires, éloigner même celles qu'il lui serait agréable de voir dans sa chambre; empêcher les conversations à haute voix, toujours fatigantes, et dans lesquelles on pourrait laisser échapper une nouvelle qui causerait une impression peut-être fâcheuse à la malade. Il ne faut pas non plus lui déclarer immédiatement le sexe de son enfant, car la joie qu'elle éprouverait, si ses vœux étaient exaucés, pourrait être tout aussi à craindre que le chagrin que lui causeraient ses espérances déçues, comme le prouve l'exemple de madame de S... (obs. 65ᵉ), qui désirait tant un garçon et fut si vivement affectée d'avoir une fille.

## APPENDICE.

Il nous reste à nous occuper d'une série de causes de mort subite dont nous avons fait une classe à part, parce que l'organe lésé est en dehors de ceux que nous avons observés jusqu'ici et que l'ordre logique empêchait de les faire admettre dans les trois groupes que nous avons établis. Mais, cependant, l'explication du mécanisme de la mort nous forcera à la chercher dans l'une de ces trois grandes classes, et surtout dans les lésions du système nerveux. Les causes de mort que nous allons examiner sont : la rupture de l'utérus, la rupture du diaphragme, et enfin les lésions du tube digestif.

### 68ᵉ Observation.

*Mort subite par rupture de l'utérus.* — Une femme de 29 ans, enceinte de deux mois, voulut, le 2 juillet 1808, enlever de terre, pour le poser sur une table, un vase très-pesant, plein d'eau et de linge ; le soir, elle soupa comme d'habitude ; mais, à une heure du matin, elle eut une forte colique accompagnée de vomissements et de défaillance pendant lesquels elle était froide comme un marbre. A trois heures du matin, Collineau est appelé ; il la trouve se roulant sur son lit, poussant des gémissements arrachés par la douleur ; la face était pâle, la peau recouverte de sueur froide ; le pouls petit, inégal, vite et intermittent ; le ventre était gros, mais ni dur ni douloureux au toucher ; la malade ne pouvait répondre aux questions qu'on lui adressait autrement qu'en mettant la main sur la région hypogastrique ; on voulut l'interroger davantage, mais, priant qu'on la laissât tranquille, elle se retourna de l'autre côté et mourut.

*Autopsie* vingt-quatre heures après la mort. Extérieur du corps : rien de particulier ; ventre tendu, volumineux ; à son ouverture, il s'écoule beaucoup d'eau et de sang. Après avoir enlevé un caillot qui recouvrait les viscères abdominaux, Collineau trouva un fœtus de deux mois environ, qui était sorti de la matrice par une ouverture qui se trouvait au fond de ce viscère, près de l'angle postérieur gauche ; le placenta était implanté près de cet orifice, dont les bords étaient minces et partagés ; la matrice était peu volumineuse et présentait en partie la forme d'un utérus hors l'état de gestation ; il paraissait être revenu un peu sur lui-même. Toutefois, cette cavité était inégalement développée ; les parois en étaient épaisses de 4 à 5 lignes, excepté dans le lieu de la rupture où, dans un espace de plus d'un pouce de diamètre, elles étaient très-amincies. Le col était long et épais. Rien dans les ovaires.                    (TAURIER, *Thèse*, 1853.)

### 69ᵉ Observation.

*Mort subite par rupture du diaphragme.* — Une jeune dame, au moment des douleurs de l'enfantement, voit, de son lit, son mari, qui était assis près du feu, tomber à la renverse. Elle jette un cri plaintif, articule quelques mots d'une voix éteinte et expire aussitôt en donnant le jour à un enfant bien portant. On trouva le diaphragme rompu à gauche ; l'estomac, l'épiploon et le côlon étaient passés en grande partie dans la poitrine.

(M. CAPINS, *Thèse*, 1846.)

On voit que dans ces cas la mort est produite tantôt par la violence de la douleur, tantôt par l'hémorrhagie. Aussi nous n'insisterons pas plus longtemps sur ce sujet ; seulement nous faisons remarquer que nous avions raison de dire que ces faits trouvaient leur explication dans le désordre du système circulatoire ou du système nerveux : douleur excessive, développement de gaz, d'où la gêne de la respiration ; soustraction brusque d'une grande quantité de sang du cerveau, etc.

### 70ᵉ Observation.

*Mort subite par lésions du tube intestinal. Étranglement des intestins après un accouchement.* — Une femme de 28 ans, déjà heureusement accouchée plusieurs fois, eut une nouvelle grossesse pendant la durée de laquelle elle n'éprouva aucun accident, mais, immédiatement après l'accouchement, elle se plaignit d'une violente douleur dans l'abdomen, qui augmenta après la sortie du placenta. On ne put, par aucun moyen, déterminer d'évacuations alvines ; le ventre se gonfla et se tendit, le pouls devint plus fréquent et plus petit. Bientôt se montrèrent tous les symptômes de la plus violente péritonite, et, malgré le traitement le plus énergique, la malade expira 34 heures après la délivrance.

*Autopsie.* — L'utérus, presque revenu sur lui-même, occupait la cavité du bassin. Dans toute son étendue, le péritoine présentait les traces d'une violente inflammation, et l'iléon, dans la longueur d'environ 3 pieds, était complétement sphacélé, noir et rempli de sang. Une fausse membrane de 2 pouces de long, d'une épaisseur et d'une solidité considérables, était fixée d'un bout sur l'ovaire droit et la trompe de Fallope, et de l'autre formait un nœud très-serré autour du mésentère de l'intestin gangrené, qui se trouvait par là étroitement étranglé et privé de circulation. L'épanchement de sang dans l'intérieur de l'intestin et l'infiltration sanguine de ses parois attestaient combien l'étranglement avait été considérable. Il est probable, d'après l'absence de tous symptômes morbides pendant le cours de la grossesse, d'après la rapidité et la violence avec lesquelles ils sévirent aussitôt après la naissance de l'enfant, et d'après leur augmentation après l'extraction du placenta, que l'adhérence entre l'ovaire et le mésentère s'est formée pendant que l'utérus distendu s'élevait dans la partie supérieure de l'abdomen, et que la rétraction de cet organe, après l'accouchement, a tendu et fait serrer la bande qui étranglait les intestins.

(*The Dublin Hospital,* 1830 ; *Archives,* 1831.)

# CONCLUSIONS.

*Bichat*, frappé de la solidarité de ces trois grandes fonctions de l'économie : circulation, respiration, innervation, posa en principe qu'aucune lésion grave ne pouvait être portée à l'exercice de l'une d'entre elles, sans que les autres éprouvassent un temps d'arrêt et, par conséquent, sans que la mort survînt si cet arrêt se prolongeait. Localisant ces fonctions dans le cœur, le poumon, le cerveau, *Bichat* recherche les caractères de la mort et les déduit de l'état de ces organes. Ainsi, la mort a-t-elle lieu par les poumons, la circulation s'arrête primitivement dans ces organes; l'artère pulmonaire, les cavités droites du cœur, les veines caves sont gonflées de sang. Les veines pulmonaires, les cavités gauches du cœur et l'aorte sont vides de sang ou en renferment une proportion infiniment petite. S'opère-t-elle par le cerveau, la respiration s'embarrasse, les poumons se congestionnent, puis le cœur cesse de battre. Aussi les veines méningiennes sont gonflées de sang, les poumons en renferment une quantité assez notable; on en trouve à droite et à gauche dans le cœur, mais en plus grande quantité à droite qu'à gauche. Enfin, si la mort a été déterminée par le cœur, l'action de ce dernier cessant tout à coup, les cavités droites et gauches sont pleines, non pas comme dans le cas où le sang s'accumule, mais comme dans l'état habituel de la circulation; il existe du sang dans les veines caves et dans les artères; les poumons ne sont le siége d'aucune congestion non plus que le cerveau.

Il suffit d'une cause occasionnelle légère pour faire produire à une altération pathologique toutes ses conséquences morbides en un temps très-court. Telle altération qui aurait été longtemps conciliable avec la vie, si elle était restée stationnaire, peut acquérir très-promptement, sous l'influence d'une complication ou d'une simple cause occasionnelle, un degré de gravité inconciliable avec la prolongation de la vie.

Il y a, comme on a pu le conclure des faits rapportés dans ce travail, une intime solidarité entre les trois grandes fonctions : innervation, respiration, circulation. Si par la pensée on remonte à la suspension de l'une d'elles, telle est la rapidité avec laquelle les deux autres sont influencées que les effets secondaires ne tardent pas à s'ajouter aux primitifs : la mort est donc bien plus souvent le résultat de la suspension de deux de ces fonctions ou des trois que d'une seule.

Quoique l'accouchement, dans la presque totalité des cas, se termine heureusement, quelquefois sans secours étrangers et par la seule action de la nature, cependant, comme il est toujours accompagné de douleurs et d'efforts plus ou moins considérables, il exige des soins, des attentions particulières et la présence d'une personne instruite.

Si l'on considère la femme parvenue au terme de sa grossesse, on est frappé du volume considérable qu'ont acquis l'abdomen et le thorax, et on conçoit sans peine quels changements, quels déplacements ont dû éprouver les viscères importants contenus dans ces deux cavités. Pendant la grossesse, l'utérus, que Swammerdam appelait le miracle de la nature, devient un centre nouveau d'action qui y appelle les humeurs, y augmente la circulation, la nutrition, la sensibilité, toutes les propriétés vitales, en un mot; et ces effets ne se bornent point à l'état spécial de l'organe, mais ils s'étendent à tout le système nerveux, à la constitution tout entière.

Considérons ensuite les phénomènes du travail de l'accouchement, la déplétion presque subite de l'abdomen par l'expulsion du fœtus : quels grands changements s'opèrent tout à coup dans la circulation et dans la position des viscères !

Les vaisseaux sanguins, cessant tout à coup d'être

soutenus, il s'y forme aussitôt une stase, une congestion sanguine qui prédispose les organes aux oblitérations, aux coagulations, à l'irritation, à l'inflammation, et devient ainsi cause de maladies plus ou moins graves qui surviendront après l'accouchement.

C'est dans la crainte de ces accidents, et surtout dans la crainte de la syncope, que l'on doit, aussitôt l'accouchement terminé, entre autres précautions, appliquer une sorte de ceinture large et molle, non pour comprimer, mais pour soutenir modérément les parois de l'abdomen.

Un second précepte consiste à n'admettre dans la chambre de la femme en travail que des personnes qui lui soient agréables ou plutôt nécessaires. Il faut éviter avec le plus grand soin tout ce qui pourrait lui causer du trouble, de l'inquiétude, soit par des surprises, soit par des nouvelles affligeantes.

Après la toilette faite avec les précautions indiquées par tous les accoucheurs, le médecin ne doit pas quitter la femme immédiatement; il doit rester auprès d'elle pour surveiller l'état du pouls et de l'utérus.

Enfin, nous n'avons qu'à rappeler les règles d'hygiène ou les indications thérapeutiques que nous avons énumérées à la fin de chaque chapitre spécial, et nous souvenir que le succès dépend souvent de l'attention que l'on apporte dans l'exacte observation de ces petites précautions auxquelles les accoucheurs attachent une si grande importance.

FIN.

# TABLE


                                                        Pages.
INTRODUCTION. . . . . . . . . . . . . . . . . . . .    I
DIVISION DE L'OUVRAGE. . . . . . . . . . . . . . .    II

## PREMIÈRE PARTIE.

**Morts subites par suite de lésions du système circulatoire.**

CHAPITRE I. — Hémorrhagies. . . . . . . . . . . .    5
  —      II. — Maladies du cœur. . . . . . . . . . .   27
  —      III. — Formation d'un caillot dans les gros
               vaisseaux. . . . . . . . . . . . . . .   37
  —      IV. — Syncope. . . . . . . . . . . . . . . .   48
  —      V. — Altérations chimiques du sang. . . . .   64
  —      VI. — Présence de l'air dans le système circu-
               latoire. . . . . . . . . . . . . . . .   70

## DEUXIÈME PARTIE.

**Morts subites par lésions du système respiratoire.**   100

## TROISIÈME PARTIE.

**Morts subites par lésions du système nerveux.**

CHAPITRE I. — Apoplexie cérébrale. . . . . . . . .   117
  —      II. — Apoplexie de la moelle. . . . . . . .   129
  —      III. — Éclampsie. . . . . . . . . . . . . .   131
  —      IV. — Épuisement ou ébranlement nerveux. .   140
  —      V. — Épuisement nerveux. . . . . . . . . .   141
  —      VI. — Impression morale vive. . . . . . . .   151
APPENDICE. . . . . . . . . . . . . . . . . . . . .   159
CONCLUSIONS. . . . . . . . . . . . . . . . . . . .   163



CORBEIL, typ. et stér. de CRÉTÉ.

www.ingramcontent.com/pod-product-compliance
Ingram Content Group UK Ltd.
Pitfield, Milton Keynes, MK11 3LW, UK
UKHW020832120726
13693UKWH00002B/619